战"疫"心理

防护手册

宋华淼 主编

清华大学出版社

北京

图书在版编目（CIP）数据

战"疫"心理防护手册 / 宋华淼主编 . — 北京：清华大学出版社，2020.3（2020.5 重印）
ISBN 978-7-302-55016-7

Ⅰ.①战… Ⅱ.①宋… Ⅲ.①日冕形病毒–病毒病–肺炎–心理疏导–手册 Ⅳ.① R395.6-62

中国版本图书馆 CIP 数据核字（2020）第 034402 号

责任编辑：孙　宇
封面设计：吴　晋
责任校对：王淑云
责任印制：丛怀宇

出版发行：清华大学出版社
　　　　　网　　　址：http://www.tup.com.cn，http://www.wqbook.com
　　　　　地　　　址：北京清华大学学研大厦 A 座　　　邮　　　编：100084
　　　　　社 总 机：010-62770175　　　　　　　　　邮　　　购：010-62786544
　　　　　投稿与读者服务：010-62776969，c-service@tup.tsinghua.edu.cn
　　　　　质量反馈：010-62772015，zhiliang@tup.tsinghua.edu.cn
印 装 者：三河市龙大印装有限公司
经　　销：全国新华书店
开　　本：145mm×210mm　　　　印　张：7.625　　　字　数：129 千字
版　　次：2020 年 3 月第 1 版　　　印　次：2020 年 5 月第 2 次印刷
定　　价：50.00 元

产品编号：088045–01

编委会

主　编：宋华淼

副主编：李　敏　唐国东　贾鹰珏　杨　蕾
　　　　杨　群

编　委（按姓氏首字母拼音排序）：

曹　帅	段娇博	范丽霞	顾春红
郭　勇	郭翠英	郭瑾晖	郭静利
华　蕾	惠淑英	姜　杰	李　仑
李　梅	李春芝	廖　蔚	林榕发
柳汉阳	刘伟立	刘晓洁	刘晓林
罗寒舒	马　磊	申燕海	宋　超
孙　洁	孙丽云	孙香萍	王　洪
王开辉	王允个	王真真	王正惠
吴　雨	夏　冰	辛阔林	徐　蕊
许　辰	姚莹莹	易冬梅	印红梅
余　江	袁丽芳	张　丽	张　沥
张　焱	张宜爽	周明慧	

前　言

　　自 2019 年 12 月武汉发生新型冠状病毒肺炎（简称"新冠肺炎"）疫情以来，全国上下积极应对，各省市接连启动重大突发公共卫生事件一级响应，迅速展开疫情防控工作。2020 年 1 月 27 日，国家应对"新冠肺炎"疫情联防联控工作机制及时下发《新型冠状病毒感染的肺炎疫情紧急心理危机干预指导原则》，清华大学出版社根据指导原则，在最短时间内组织"焦点心理论坛"的专家一起，针对普通大众、医务人员、居家自我"隔离"人员编写了非常实用的心理疏导文章，每天在"水木医声"微信公众号进行发布。由于其专业性、针对性、实用性都很强，受到了广泛关注和好评。截至 2020 年 2 月 8 日，已经有 41 篇原创文章在线上及时解答读者关注的问题。

　　由于疫情发生在春节之际，人员流动性大、聚集性强、防控性难，公众对新型冠状病毒又知之甚少，面对互联网和社交网络轰炸式的信息，有些人难免会有恐慌和焦虑的情绪。为了有效帮助公众缓解心理压力，我们组织来自"焦点心理论坛"军内外参与了"抗击非典""汶川地震"等重大突发事件一线的、具有丰富心理实战经验的工作人员应急编写了本书。本书针对突发疫情和新出现的情况，提供了专业心理危机干预理论技术与方法，结合每天疫情变化和大众心理变化的特点，编撰相应应对策略的文章，在控制情绪波动、防止恐慌蔓延方面发挥了重要作用。本书理论与实践相结合，图文并茂，并配有音频资料，对医护人员和大众具有较好的心理防护辅助和指导作用。

本书由"心理危机干预理论与技术"和"突发疫情心理防护"两部分组成。第一部分，着重介绍灾难事件与心理应激反应的基本理论，阐述心理危机的识别与应对方法，明确心理危机干预的注意事项；第二部分，针对疫情给公众带来的担心、焦虑，乃至恐慌不安，以及针对一线医护人员如何化解被感染的担忧，针对"新冠肺炎"的科学防护等问题，从心理学角度提出化解方法，目的是稳定情绪、提升应对疫情的信心。

本书可作为专业心理危机干预工作的技术指导手册，提供缓解公众疫情心理压力和焦虑恐慌的心灵抚慰方法的参考。本书的出版并不意味着我们提供专业内容服务的结束，而是开始。参与编写的几十位专家会继续撰写专业文章，我们会随时完善本书的内容，这既是我们第一本融媒体在线版的图书，也是我们第一次尝试利用互联网平台，实现图书和微信的信息共享和形式互补，同时也是与传统纸质图书的并行出版发行。

短短的两个星期，在50多位专家和同事的共同努力下，我们的新书马上就要与读者见面了，感谢所有支持和帮助我们的领导和专家，你们牺牲了休息时间为读者送上了第一手资料，缓解了大家的紧张情绪。

文中有关"新冠肺炎"的信息，均依据国家卫生健康委员会、疾病预防控制局、世界卫生组织（WHO）网络公布的官方信息搜集整理而成。本书所有文章均经过专业人员的多次把关，但由于时间仓促，还存在内容不够全面、部分文字或有差错等问题，请各位读者提出建议，以便我们及时更正。

编　者

2020 年 2 月 8 日

目 录

上篇　心理危机干预理论与技术

下篇 突发疫情心理防护

上 篇

心理危机干预理论与技术

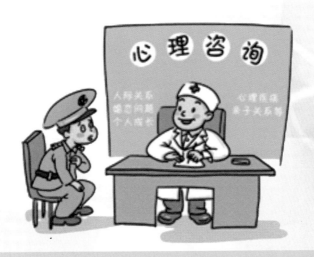

　　突如其来的重大传染病疫情，不仅影响了人们的生活，而且严重冲击着人们的心理，甚至是威胁生命！担心、焦虑、恐慌接踵而来；不实信息、误传信息、别有用心的谣言蜂拥而至。有人惊慌失措，有人难以入眠，有人发出绝望的呼叫。心理学专家告诫大家：有时我们不是被疾病打败，而是被自己的内心打败的。现在，我们向大家提供《战"疫"心理防护手册》，提升疫情心理应对能力，齐心协力，帮助大家一起应对疫情（如图1）。

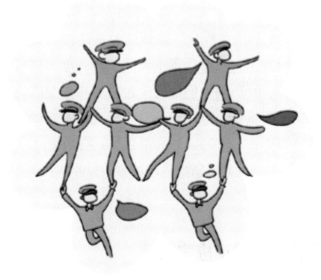

图1　齐心协力共抗疫

突发公共卫生事件与心理应激反应

突发公共卫生事件和自然灾害、意外事故带来的亲人罹难、房屋财产损失一样，都会导致直接当事人及其亲人、朋友、同事以及相关人员在心理上产生巨大的震荡与影响，发生如焦虑、害怕、恐惧、无助、悲伤、自责等情绪反应，认知与行为的异常改变，甚至导致心理崩溃、精神失常。"新冠肺炎"疫情作为一种严重的疫情，属于一种灾难性事件，它来势凶猛、感染人数多，导致人们措手不及，给人们带来巨大心理冲击，最先出现的就是心理应激反应。疫情的复杂情况对人的心理影响，归咎于大众对病毒本质的了解程度，依赖于个体的经验、经历和人们面对灾难时心理接受能力。避免人们在灾难中心理崩溃，甚至出现灾难后的创伤后应激障碍（post - traumatic stress disorder，PTSD），除了医学救援之外，开展紧急心理救援尤为重要。

应激反应定义

当机体受到外界足够强度的异常刺激后，必然要做出反应，这个反应就是"应激反应"。早在 1936 年汉斯·塞里（Hans serry）在《自然》杂志报道的一篇文章，开创了对应激反应的研究先河，被认为是现代应激研究的开端，也因此他被认为是现代应激研究的开创者。他指出："应激是机体遭遇外界或内部的各种异常刺激后所产生的非特异性反应的总和。"塞里所说的"异常刺激"，称为"刺激源"，即个体遭遇并体会的各种灾难性事件。他指出的"非特异性反应"，称为"一般适应综合征"（general adaptation syndrome, GAS）。

发生应激反应主要的表现形式

应激反应主要有以下表现形式。

1. 身体上的变化。身体上会出现肌肉的高度紧张、头痛、睡眠紊乱、无食欲，以及消化不良等胃肠道变化。同时，人可能会感到自己全身的血液都在沸腾，脑后的毛发竖了起来，似乎提到了嗓子眼上。

2. 心理上的变化。心理上会出现注意力不集中、反应迟钝、推理和判断能力下降，同时出现极度的焦虑、抑郁情绪，情绪低落、表情淡漠，感到烦躁不安，并可能有社会功能退缩、放弃以前的兴趣等心理特点。

3. 行为上的变化。行为上多数会出现躲避和警觉的反应，出现逃避现实、强迫行为，工作能力下降，技术水平降低。

 应激反应的三个阶段特征

应激反应分为三个阶段。第一阶段，惊恐反应阶段或动员阶段。其特征是机体释放大量肾上腺髓质激素和儿茶酚胺，加速体内糖原分解，以产生可利用的能量，处于准备搏斗的状况；第二阶段，适应或抵抗阶段。其特征是释放大量的肾上腺皮质激素，通过糖异生途径将体内营养（碳水化合物、脂类和蛋白质等）储备转化为葡萄糖，机体利用能量适应外界环境的变化，达到机体恢复平衡或进入第三阶段；第三阶段，衰竭阶段。其特征是机体因耗尽储备，或肾上腺皮质衰竭，仍无法产生足够的应激激素以恢复平衡，而最终导致生理、心理的衰竭。

 剖析应激成分，利于认清其实质

1. 应激的 6 个组成成分

最近的研究有三种应激定义被广泛使用：应激是种物理性压力；应激是主观的情绪压力；应激是躯

体的唤醒。有学者将应激按照其英文"STRESS"，分解为 6 个组成部分，① S=Stressor：一种能够引发内心紧张的刺激性事件或对某一事件的主观认识；② T=Transaction：个体与环境之间不断地调整关系；③ R=Resistance：在努力处理应激源时个体的持续斗争；④ E=Energy spent：在应对应激源时要付出生理和心理的能量；⑤ S=Strains：在应对时所产生的身心疲惫不堪；⑥ S=Solution or slide：应对的结果可能是解决应激源，但长期持续地应激可能导致能量与动机水平的逐渐降低。

2. 应激反应的实质

就这 6 个成分而言，实质上应激是"机体遭遇刺激性事件，或体会某种事件刺激时，与之相适应而不断调整、处理，付出生理与心理能量的应对过程"。简言之，灾难性或刺激性事件称为"应激源"，不断调整与处理过程称为"应激反应"，付出生理和心理能量的过程称为"应对"。这一能量过程的释放，带来三种可能结果：一是有效解决应激源带来的问题或反应；二是在长期持续应激情况下导致能量与动机水平的逐渐降低；三是能量释放所致的身心疲惫的副产品，也即个体所表现的各种心理症状。

由此特别需要注意的问题是：人们遭遇不同的事

件或同样的事件，是否能够"精准"判断为"应激源"，有截然不同的反应。按照应激＝刺激源/生理与心理能量（包括个人特质、认知识别系统）的公式，实质上应激反应发生及其程度强弱，与应激源的大小成正比，与过滤系统成反比。过滤系统指的就是个体的特质和认知评价系统。对应激事件的评价是个体发生应激反应有或无、强或弱的重要关键因素。

6 心理危机概念

危机是指某些强大的，包括生理性和心理性的刺激作用于人体，超过了人们所能忍受的程度，无法用通常解决问题的方法予以解决，从而使个体出现心理失去平衡的状态。换句话说，它是指个体运用通常应对应激事件问题解决的方式或机制仍不能处理目前所遇的外界或内部应激源时所出现的一种心理状态。

一般来讲，构成心理危机要符合三个标准：一是存在某种强大的刺激事件；二是以通常解决问题的方法无法解决；三是出现急性的情绪、行为、躯体方面的改变。

理性思维应对心理危机

当应激源出现的时候，脑认知评价系统会迅速判断并输出反应。一种情况是对应激源的"不应答"，另一种情况是"应答"带来的应激反应。

"不应答"是脑认知评价系统无视应激源的存在，可谓"视而不见""无心打理"。这是因为脑认知评价系统并没有感受到应激源的"危险"，一种情况属于应激源"危险"分量不够，个体不惧带来伤害的强度；另一种情况属于个体脑认知评价的理性合理思维，能够正确判断应激源的特性，同时有应对同类危险的经验和能力，因而结果是"不应答"状态。

"应答"是脑认知评价系统感受到应激源的强大，以及可能对自身带来的伤害，意识到危险存在时发生的一系列付出能量的应对反应，也即"应激反应"。当这种应激反应走向应对失能时，即发生心理危机。显然，在"视而不见"与发生应激反应之间的这个"启动按钮"，就是脑认知评价系统的功能作用。是否出现心理危机状态，除了与应激事件本身强弱程度相关以外，也与这个"启动按钮"，即对应激事件的认知评价密不可分。个体需要运用理性合理思维和评价所遇到的应激事件，才能够减少心理危机的发生，或者不启动应激反应的"按钮"，而是成为一次经验的累积。

 应对资源耗竭促成心理危机

　　遭遇灾难性事件后，机体的应激反应是一种应对过程。其表现为"警觉""抵抗"和"耗竭"三个阶段。最初阶段以交感神经系统活动的增强为特征，"警觉"状态为机体的紧急应对活动做准备；第二个阶段"抵抗"，交感神经系统反应逐渐减退，肾上腺皮质加速分泌皮质醇和其他激素，这些激素能够使个体保持长时间的"抵抗"。个体进入第三阶段，表现为疲劳、不活跃并且脆弱的状态，这是因为神经系统和免疫系统不再有足够能量维持强烈的反应。

　　整个过程可以发现，机体通过激发交感神经系统和下丘脑—垂体—肾上腺皮质轴，动员一切力量予以抵抗、应对灾难事件，大量消耗体内应对物质，短时间内又无法补充，个体必然表现出"耗竭"状态以致精疲力竭。既耗尽了机体生理性的应对资源，同时也耗尽了机体的心理应对能力。即便是应激源已经远离的情况下，个体心理仍处于失衡状态，这正是在应激反应过程中，由于体内应对资源的耗竭而导致的心理危机状态。因此，及时进行心理危机干预，阻止资源耗竭状况的发生和发展，是心理危机干预工作者重要的工作任务。

 认清心理危机的过程演变，拿捏心理危机干预利器

每一个人都会遇到内外突发事件的影响，会主动地做出调整，只有情绪的失衡状态达到一定程度，才会出现心理的崩溃。依据卡普兰（Kaplan）所描述的危机反应的演变过程，他认为，处于心理危机的个体其心理过程经历 4 个阶段：

1. 警觉，即自我平衡阶段。此阶段内心的基本平衡被打破，表现为警觉性提高，开始体验到紧张。为了达到新的平衡，个体试图用自己的经验、曾经应对压力采取过的策略做出反应。多半不会向他人求助，有时还会讨厌别人对自己所采取的策略指手画脚。

2. 焦虑，即寻求帮助阶段。经过第一阶段的尝试和努力，当事人发现过去用习惯解决问题的办法未能奏效，焦虑程度开始增加，并开始尝试新的方法解决问题，当事人开始有了求助动机。但是，由于在情绪高度紧张的状态下，在一定程度上也会妨碍其冷静地思考，会影响个体采取有效地行动。如果听到有人说"问题总是可以解决的"，则可能会燃起其寻求帮助的希望，也会降低其紧张焦躁的情绪。在这一阶段中，心理工作者应将干预的重点放在帮助当事人处理紧张、焦虑的情绪上，并帮他燃起希望，相信问题总会有解决的办法。

3. 求助迫切阶段。如果个体尝试的方法未能有效地解决问题，其内心紧张程度持续增加，并想方设法地寻找和尝试新的解决办法。个体求助动机异常强烈，常常不顾一切，不分时间、地点、场合和对象发出求助信号，甚至会尝试自己过去认为荒唐的方式，比如一向不迷信的人可能会去算卦。此时也最容易受到别人的暗示和影响，是心理救援对求助者影响最大的时机。需要注意的是，在这一阶段中，当事人常采取无效的行为以宣泄紧张的情绪，比如无规律的饮食起居、酗酒、无目的地游荡等。这些行为不仅不能有效地解决问题，反而有害身体健康，增加紧张程度和挫折感，并降低当事人的自我评价。

4. 产生失望无助阶段。经过前三个阶段未能有效地解决问题情况下，个体很容易产生习得性无助，会失去信心和希望，甚至对自己整个生命的意义发生怀疑和动摇。这个阶段甚至会因感觉无望而企图自杀，希望以死摆脱困境和痛苦的思想增强。强大的心理压力，有可能会触发个体以前未完全解决的，并被以各种方式掩盖的内心深层冲突，从而产生精神崩溃和人格解体。

这个阶段中，当事人特别需要通过外援性的帮助（包括家人、朋友和心理专业人员）渡过危机。心理工作者需要做两方面的工作：①通过交谈促进当事人的情感流露，加深当事人对自己处境和内心情感的理解，使当事人在与心理工作者的交流中恢复自信和自尊；②心理工作者作为参谋或顾问，帮助和陪伴当事人学习建设性地解决问题。

识别心理危机，掌控最佳干预时限

灾难性事件导致机体发生心理危机时，实质上就是机体面对危险的一种生理、心理本能的应对过程。它存在三种结果：一是挑战；二是威胁；三是伤害。挑战是个体具备的能力能够应对发生的事件，而且情绪保持一种兴奋和正性期待状态；威胁则是由于事件危险的程度，超过了个体的应对能力；伤害是在个体感受到个人重要的东西将被剥夺时带来的致命心理或生理损伤。因此，识别心理危机是心理危机干预最重要的基础。

1. 心理危机的识别

主要根据身心症状特征予以识别，其表现是：冷漠、麻木、恐惧、无助感、悲伤、内疚、罪恶感、愤怒、抑郁等一系列症状。因人而异，表现的症状各有所差异，程度也有不同。卡普兰（1964）将灾难性事件给人造成的心理危机表现分为三期：①冲击期（或称休克期）。当遭受应激事件后，个体即处于一种"茫然"状态，整个大脑出现情感麻木，所谓具有"镇静"的表现，反应极为平淡、平静。实际上，这个阶段整个大脑几乎接近"零"活动状态，对刺激不做任何反应。它所持续的时间不同，一般持续数分钟到几个小时不等；②情感反应期。这一阶段以出现明显的认知混乱、模棱两可及变化不定的情绪为特点，甚至出现巨大的情感变化，如抱怨、指责自己无能，焦虑、狂喜或消沉悲伤，表情淡漠、情绪低落，抑郁或暴怒交替出现等。此阶段也可分为"抱怨期"和"抑郁期"。临床上实际上存在抱怨与抑郁同时存在并交替进行的情况；③重建和平衡期。以上状态逐渐趋于两个不同的方向发展：一个方向是身心功能增强改善，表现为情绪逐渐平缓，行为逐渐恢复原状，能够接受现实、整合心理、重新开始走向一个新的阶段。另一个方向的发展是，出现心理、躯体或社会功能障碍。可能随时出现痛苦回忆、后怕心理，以及行为退缩等改变，并可能趋向慢性化。

2. 心理危机干预的最佳时限

一般在灾难发生后马上即可展开，通常灾难后事件的最佳心理危机干预时限为事件发生后 72 小时内进行，这对降低急性应激反应带来的各种影响效果最佳。灾难发生后 4 周以内均是心理干预的时限，主要是开展心理危机管理和心理危机援助，防止创伤后应激障碍综合征的发生。在当前"新冠肺炎"疫情发生之际，可以认为整个疫情期间都是心理危机干预的时限。公共卫生事件不同于灾难事故可以明确预期结束的时间，在当前处于控制人员流动状态下，病毒特征及疫情传播规律及疫情发展拐点不清楚的时候，公众心理危机状态还是一个持续过程，因此心理危机干预工作依旧是一项十分艰巨的任务。更为重要的是一线抢救重症患者的医护人员，以及那些家庭成员中有被疫情夺去生命的人员，则是心理危机干预的主要群体。心理危机干预的地点不受限，不同场合都可以运用，如临时避难处、特殊避难处、医疗机构、家庭，以及其他援助场所。但是，传染性疫情发生疫情蔓延期间，心理危机干预主要以公众信息平台和热线电话为主。

11 心理危机干预方式及干预适应证

通常情况对所有遭遇灾难事件者予以群体心理危机干预。对大众群体的干预以教育为主，方法多种多样，公共媒体、线上课程等都可以选择。对于传染性疫情，不宜采用集体上课的方式，应采用新媒体多样灵活的方式，目的是让大家懂得遭遇灾难后正常心理应激反应的表现及特征，讲解心理应激反应的发生规律和应对办法。对处于心理危机状态的当事人，视其危机状态的不同阶段，给予及时的心理危机干预。通常心理危机当事人会较为开放，愿意接受外来的干预和帮助，甚至主动求医。也有一些处于封闭状态的人员，需要我们主动发现，心理危机干预没有绝对的禁区。

针对当前疫情，以下 5 个方面的人群具有心理危机干预的适应证：①目前心理失衡状态直接与疫情诱发事件相关者；②疫情发生阶段个体出现急性极度焦虑、紧张、抑郁等情绪反应或有自杀危险倾向者；③由于疫情导致个体丧失解决问题能力者；④求治动机明确并有潜在能力改善者；⑤尚未从适应不良性应对方式中继发性获益的患者。

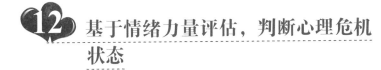

12 基于情绪力量评估，判断心理危机状态

1. 情绪稳定性评估。对个体情绪稳定性评估主要考虑两个因素，即危机的持续时间和当事人的应对能力。一次性的、持续时间相对较短的危机，为急性的或情境性的危机。长时间发作或反复发作的危机称为慢性的、长时程的危机或是危机转移状态。一个人处于正常情绪状态时，应对能力相对是全面的。处于危机状态时，应对能力则相对不足。因而，需要对当事人心理危机应对能力的程度进行评估。

2. 情绪力量储备评估。绝望感和无助感是个体情绪力量储备不足的表现。危机当事人的情绪储备力量的高低，也是其能否渡过难关的关键。一般而言，情绪力量储备越低，对未来就越缺乏信心。如果个体完全没有了情绪力量的储备，那么对许多问题可能会全无反应，或者看不到任何希望，看到的只是一片黑暗，根本看不到任何未来。对个体情绪力量储备的评估，应从多种信息的组合中充分分析，不能仅依据某个单一因素就得出结论。比如，对一个多次碰到重大应激事件的人，与第一次碰到者相比，其危险到什么程度，是否留有"心瘢"痕迹等，评估时应特别注意，不应该完全相同。

⑬ 掌握心理危机的预后结局，明确最大干预目标

心理危机要经历 4 ~ 6 周的演变，当事人在不同阶段有不同的心理需求和改变的可能。个体遭遇心理危机后的各种生理、心理和行为上的反应及结局，并不完全相同。在这 4 ~ 6 周中，由于个体解决危机的方法不同，危机的结局也不同。通常有以下 4 种预后结局：①获得成长。个体不仅顺利地渡过心理危机，而且在经历危机的过程中，既经历了一次危险，又学会了处理危机的策略和方法，意志更加坚强，人格更加成熟，整体心理健康水平得到提高，成为一次成长的机遇。②"心瘢"形成。虽然渡过危机，并基本回到以前的状态，但当事人却在心理上留下一块"瘢痕"，对社会功能有一定影响，妨碍今后对社会的适应。③抛弃生命。无法承受强烈的灾难事件，心理压力巨大，对未来绝望，选择自杀或选择出家等其他极端形式的途径解脱。④陷入心病。未能渡过心理危机，心理感觉变得尤为敏感，以后经历生活的变故易

诱发心理危机，心理适应水平明显下降，甚至陷于心理疾病或精神疾病的困扰之中。

依据上述 4 种情况，我们给心理危机干预提出的最大工作目标，就是力争帮助当事人渡过难关，使其成为一次心理成长的机遇。

把握心理危机干预的基本原则

当前疫情仍在蔓延的情况下，无论是热线电话，还是面对面方式等各种心理危机干预手段，均需要遵守心理干预基本原则开展心理援助工作。

1. 以促进疫情群体、个体恢复心理稳定为基本前提。根据国家应对新型冠状病毒感染的肺炎疫情联防联控工作机制下发的《新型冠状病毒感染的肺炎疫情紧急心理危机干预指导原则》的整体工作部署，及时调整心理干预工作的重点。

2. 心理干预工作一旦进行，应该采取有力措施确保干预活动得到完整地开展，严格按照心理干预规程组织实施，以避免干预过程受到干扰，对被干预对象带来可能的再次心理创伤。

3. 实施分类心理干预，依据"新型冠状病毒感染的肺炎疫情紧急心理危机干预指导原则"，针对与

19

当事人关系的密切程度对干预群体进行分类，并视其心理损伤程度确定干预的先后顺序。对当事人当前的问题提供个体化帮助，严格保护其个人隐私。

4. 以科学的态度对待心理干预工作。明确心理危机干预是当前整体医疗救援工作中的一部分，充分认识心理救援和心理危机干预不是"万能钥匙"，切不可自我夸大作用而引起社会反感。

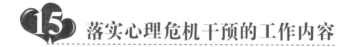

15 落实心理危机干预的工作内容

心理危机干预主要有三个方面的工作内容。

1. 按照心理危机对象不同的类别、等级，综合应用基本干预技术，并与宣传教育相结合，提供心理救援和心理危机干预服务，以期恢复或缓解当前疫情过度反应群体或重点个人心理失衡的状态。

2. 合理、科学地评估当事人及相关密切接触人员心理损伤的严重程度，及时识别区分高危人群、普通人群。对高危人群开展心理危机干预，对普通人群则开展心理健康教育。了解当事人的情绪状态，即情绪的能动性或无能动性的水平或程度，发现可能出现的严重情绪失控、紧急群体心理事件等苗头，及时向上级报告并提供合理的解决方案。

3. 了解当事人应对心理危机可供选择的行动方案、应对机制、社会支持系统及其他可以利用的资源，以及当事人自杀或伤人的可能性。通过实施心理危机干预，促进形成抗击疫情心理支持的互助网络。不断修正我们的干预方案，才能更好地做好心理危机干预工作。

心理危机损伤程度的评估

心理危机损伤严重程度的评估，主要有两方面：一是当事人的主观感受；二是干预者的客观评价。通常情况下，置身于危机之中的当事人，危机持续状态时间的长短，决定着危机工作者还有多长时间来安全地解决危机。我们主要基于三个方面来确定个体危机损伤的严重程度。

1. 情感状态。情感的异常是当事人进入失衡状态的最初表征。个体因过于激动而失去控制，过于退缩而不愿见人都是情感异常的表现。危机干预工作者可以通过帮助当事人以适当而现实的方式表达自己的感受，以恢复情感的自控能力。特别注意以下几个问题：当事人的情感反应是否在否认危机情境？情感的反应性质是否合乎逻辑？当事人的情绪状态在多大程度上由疫情的相关事件引起，或因受别人的影响而被夸张了？在某一特定情境中，是否与人们通常的情感反应一致？

2. 行为功能。促使当事人能够立即采取行动方案，且积极行动起来，是恢复个体主观能动性的最便捷而有效的方法。一些报告指出，那些曾成功渡过危机后又积极反思危机经历的人表示，之所以能够置身于危机之中很快恢复，得益于当时参加了一些具体的、及时的活动。可见，一旦当事人行动起来，做些具体的事情，就会向积极方向迈出第一步，并在一定程度上恢复其主观能动性，营造不断向前进步的心理氛围。

3. 认知状态。对心理危机认识的真实性和合理性，是评价当事人认知状态变化的基本方法。当事人对危机事件存在合理化或夸大化的程度如何？对危机情境以更积极、更冷静、更合理的信念方式重新理解危机情境的可能性有多大？这些都是危机干预工作者评价个体心理认知状态的具体内容。

 17 心理危机状态临床表现的评估

心理危机状态临床评估，主要从以下几方面进行。①心理状况评估：处于危机状态时，个体往往表现为高度紧张、焦虑、抑郁、悲伤和恐惧，有的时候会出现敌对、愤怒、失望等情感，同时还会出现注意力过分集中于急性悲伤事件之中，并导致记忆力和识别能力的下降；②行为表现评估：学习能力和工作能力均下降，社会功能下降，退缩、不愿与人交往，对前途的悲观、失望，出现行为上的迟滞，变得漠视他人的帮助和关心，有的还可能发生自杀和伤害他人的行为；③生理状况评估：出现躯体不适，如食欲不振、心悸、头痛、失眠，等等。临床方面的评估还可使用"SCL-90""CMI 量表"予以辅助评估。

"新冠肺炎"疫情心理危机干预对象分类

常规情况下，心理危机需要事先制订心理危机干预预案，原则性地提出对干预对象的区分标准，以便能够有目标地开展工作。在特殊情况下，即有明确的定性灾难事件时，心机危机干预预案需要符合具体事件情况。当前出现的"新冠肺炎"疫情，就应该按照具体情况制订预案。就此情况，我们分两方面介绍干预对象分类原则。

1. **通常情况分类原则**

按照心理危机的严重程度到一般程度进行，通常分为四级。干预重点应从第一级人群开始，逐步扩展。一般性宣传教育要覆盖到四级人群。第一级人群：亲历灾难的幸存者，如死难者家属、伤员、幸存者；第二级人群：灾难现场的目击者（包括救援者），如目击灾难发生的灾民、现场指挥、救护人员（消防、武警官兵、医疗救护人员、其他救护人员）；第三级人群：与第一级、第二级人群有关的人，如幸存者和目击者的亲人等；第四级人群：后方救援人员、灾难发生后在灾区开展服务的人员或志愿者。

2. **"新冠肺炎"疫情情况分类原则**

国家应对"新冠肺炎"疫情联防联控工作机制下发的《新型冠状病毒感染的肺炎疫情紧急心理危机干预指导原则》中明确指出，心理危机干预目标人群分为四级。干预重点应从第一级人群开始，逐步扩展。一般性宣传要覆盖到四级人群。第一级人群：新型肺炎确诊患者（住院治疗的重症及以上患者）、疫情防控一线医护人员、疾控人员和管理人员等；第二级人群：居家隔离的轻症患者（密切接触者、疑似患者），到医院就诊的发热患者；第三级人群：与第一级、第二级人群有关的人，如家属、同事、朋友，参加疫情应对的后方救援者，如后方救援现场指挥、（确认这是第一级还是第三级，如果是在疫区现场指挥的，应为第一级）、后方救援组织管理人员、志愿者等；第四级人群：受疫情防控措施影响的疫区相关人群、易感人群、普通民众。

 心理危机干预的基本常规技术

心理危机干预的最低目标是在心理上帮助当事人解决危机，使其心理功能状态至少恢复到危机前的水平，最高目标是力争帮助当事人渡过难关，使其成为一次心理成长的机遇。因此，围绕这一目标，心理危机干预工作者应选择自己擅长的技术进行危机干预。一般来讲，以下两种基本技术被广泛地应用。

1. 支持技术。这类技术的应用旨在尽可能地帮助个体解决所遇到的心理危机，使遭受到危机的人员情绪状态恢复到危机前水平。由于危机初期人们的焦虑水平很高，应尽可能使之减轻或缓解，可以应用暗示、保证、疏泄、环境改变、镇静药物等方法。必要时可送上级心理防护机构予以短期住院治疗。

2. 干预技术。即解决问题技术。心理危机干预的主要目标之一就是让危机当事人学到有效应对困难和挫折的一般性方法，这不但有助于其渡过当前的危机，而且也有助于其以后的社会适应。帮助危机患者按以下步骤进行思考和行为，常能取得较好效果：①明确存在的问题和困难；②提供各种可供选择的解决问题的方案；③罗列并澄清各种方案的利弊及可行性；④选择最可取的方案；⑤确定方案实施的具体步骤；⑥执行方案；⑦检查方案的执行效果。

⑳ 心理危机干预过程的基本要素

以下介绍通常的心理危机干预的基本过程，针对当前"新冠肺炎"疫情，心理危机干预工作应依据具体情况适当调整。

1. 问题评估阶段

在危机干预初期，心理危机干预者必须全面了解和评估危机当事人与危机事件关系的密切程度，以及其寻求心理帮助的动机。同时与遭受危机的人员建立一种工作关系。在这一阶段，我们需要了解危机当事人目前存在的问题是什么，然后再解决什么，如果不及时处理，什么问题会导致非常危机当事人严重的躯体或心理损害？什么问题最容易立即解决？除了专职的人员外，还有什么人能帮助处理他们的危机？妨碍危机干预效果的影响因素可能有哪些？什么方式可以减轻它们的影响？使用什么技术或方法能在最短时间内达到最佳的干预效果？等等。同时，也需要评估危机当事人是否具有自杀或自伤的可能性，如果有严重的自杀或自伤倾向时，可考虑精神科会诊，必要时进行住院治疗。

2. 制订干预计划阶段

危机干预者在全面了解危机当事人的当前危机水平后，需着手制订干预计划。危机干预不注重人格的塑造，而在于帮助遭受危机者恢复到危机前的心理平衡。在这一阶段需要了解危机对当事人生活造成损害的程度，以及这种损害对当事人和他人及周围环境所产生的影响；肯定危机当事人的长处（优点）；确定他所用的有效应对技巧，以及给能帮他的家庭成员或社会支持系统明确干预目标。

3. 进行干预阶段

这是最主要的阶段。主要以下方面的工作：①帮助危机当事人正确理解和认识自己的危机。当事人往往没有看到生活中发生的逆境与自己心理失衡所出现的不适之间的联系，干预者可以采用比较直接有效地方法使当事人认识这两者间的关系；②帮助危机当事人疏泄和释放被压抑的情感。有些当事人由于压抑了一些非常现实的情感（如愤怒、爱和恨等），或者对悲伤的心理否认和自责，从而发生心理危机，干预的目标就是及时减轻患者的痛苦和紧张感，疏泄被压抑的情感，可采用交谈、疏泄等技术；③学习危机应对方式，帮助当事人总结和学习过去成功的应对逆境的技巧和新的应对方式，减轻逆境对当事人心理失衡的影响；④建立新的社交领域。如果危机是由于失去亲人（如死亡、分离等）所造成，建立新的人际交往和人际关系则是危机干预的有效方式之一。

4. 危机的解决和随访阶段

一般经过 4～8 周的危机干预，大多数危机当事人的情绪危机能得到解决或缓解。此时应及时中断干预，以减轻当事人对干预者的依赖性。在结束阶段，应该注意强化当事人多应用刚刚学会的新的应对技巧，鼓励和支持其在今后面临逆境或重大挫折时，应用新的应对方式和有关社会支持系统来独立解决和处理问题，避免或减少危机的发生。

 心理危机干预通用 6 步骤法

按照心理危机干预 6 步骤模型予以介绍。实际上这 6 个步骤的设计构成了一个完整的问题解决程序。

1. 明确问题。以与当事人接触并投入工作为干预工作的开始。从当事人的角度明确并理解所要面临的问题是什么，感知或理解他们的危机情境。否则，所采用的任何干预策略或干预程序可能都不得要领，且没有任何意义。在危机干预的起步阶段，危机干预者通过"倾听技术"，了解当事人的危机是什么，并以共情、真诚、接纳或无条件地积极关注面对灾难当事人。

2. 确保安全。要把自始至终确保当事人的安全放在全部心理干预工作的首要位置。简单地说，就是将当事人无论在身体上还是在心理上，对自己或他人造成危险的可能性降到最低，安全、舒适问题是贯穿整个心理危机干预过程中首先要考虑的重点。没有了安全，就谈不上危机干预。

3. 提供支持。要使危机当事人相信危机干预工作者的真诚与责任，体会到在危机关头，心理危机干预工作者与他（她）并肩承担眼前的困难，他（她）的事情就是危机干预工作者的事情。作为干预工作者，通过语言与行动向当事人传递国家对疫情的高度重视，采取集中力量办大事的优越制度控制疫情的情况，以及派出最强心理力量来帮助大家的信息。以一种无条件的、积极关注的方式接纳、尊重当事人。

4. 选择应对方案。心理危机应对方案可以从以下三个角度来寻找：①情境的支持，当事人通过过去和现在所认识的人，寻找支持的力量；②应对机制，当事人可以用来摆脱当前危机困境的各种行动、行为方式；③当事人自己积极的、建设性的思维方式，重新思考或审视危机情境及其问题，这或许会改变当事人对问题的看法，并减缓他（她）的压力和焦虑水平。

5. 制订计划。包括：①确定其他的个人及组织团体，随时可以请求他们过来提供支持与帮助；②提供应对机制。是当事人立即着手进行的某些具体的、积极的事情，能够掌握并理解的具体而确定的行动步骤。

危机干预计划应着眼于站在当事人危机情境的全局，目标是能够帮助当事人针对危机问题得到全面系统解决，同时考虑当事人切实可行性的应对能力问题。尽管干预者所有的做法具有高度指导性，但所制订实施计划时应该与危机当事人共同讨论、合作完成，让当事人感觉这是为他（她）制订的计划，才能更愿意去执行这个计划。

6. 获得承诺。在结束一次干预之前，一定要从当事人那里获得诚实的、直接的、恰当的承诺保证。在随后的干预中，危机工作者要跟踪当事人的进展，并对当事人做出必要而恰当的反馈报告。对这一步骤而言，前述核心倾听技术同样是极为重要的。

心理危机干预现场流程要点

　　"新冠肺炎"疫情心理危机干预，必须通过有组织的统筹安排，有序实施，才能达到预案效果。现场流程要点是：①接到任务后按时间到达指定地点，接受相关指挥部的指挥，尽快熟悉情况，确定工作目标人群和场所；②按照预定的心理干预方案开展工作；③心理干预成员分小组到达需要干预的指定位置开展工作，发放心理干预宣传资料、发现心理创伤较重者并及时干预。根据目标人群范围、数量以及干预工作人员数量，合理安排工作，并且制订工作时间表。当前疫情情况下，干预地点的选择应以安全为前提，干预的方式也应以热线电话，以及多种新媒体方式进行。针对住院患者心理症状程度进行，如重症者，以查房的方式实施心理干预时，需要严格按照疫情防护措施，穿戴好防护隔离服装；④使用便携式评估工具，对需要干预的对象进行筛查，分类确定重点人群。提倡采用电子手腕表生理、心理信息采集方式，评估危机程度，并根据评估结果对心理应激反应较大的人员及时进行初步心理干预。对筛选出有急性心理应激反应的人员进行治疗及随访；⑤及时总结当天工作。每天晚上召开碰头会，对工作方案进行调整，计划次日的工作。将干预结果及时向相关负责人进行汇报，提出对重点人群的干预指导性意见，特别是对重点人群开展心理救援工作时的注意事项；⑥工作结束后，要及时总结并汇报给有关部门，全体参与心理危机干预工作者接受一次心理督导，或休整数天后再恢复正常工作。

23 心理危机不是病，是危险与机遇并存

疫情发生后，一些心理稳定性差，以及与疫情发生地点或人员接触密切人员，处于心理危机状态。其实，我们所恐惧的不是危机本身，而是对出现危机的恐惧。心理危机本身不是病，就是一种心理失衡状态，充分认识心理危机特征，有利于及时渡过疫情对人们的影响期。

1. 心理危机不是病症

它不是一种病症，而是一种反应症状，它不遵守一般的因果关系规律，危机当事人一旦危机出现，可能就会有很多的复杂问题出现。对于个体危机而言，是自己不能解决的问题而带给个体的危机，团体危机则是在团体中发生的突发事件带给群体的危机。在这种状态下，不仅仅是当事人，还有其家庭成员、同事、

朋友，都将涉及心理危机。

2. 危险与机遇并存

心理危机是"危险"和"机遇"同时并存的状态。一方面危机是危险的，一个人可能在心理危机的状态下心理崩溃，出现暴力倾向、不能自控情绪，以及自杀倾向等各种心理行为问题；另一方面，由于危机给当事人所带来的痛苦，会迫使其寻求帮助，在寻求帮助的过程中，个体会体会、领悟许多以前不曾认知的事物本质，使得危机成为当事人或周边人提高的一种机会，可以认为也是一次机遇（如图 2）。

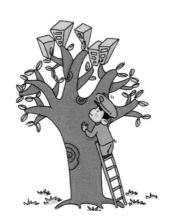

图 2 危险与机遇并存

3. 解决危机没有通用的、万能的方法

心理危机的解决方法不是通用的、万能的。心理危机干预的方法多种多样，对突发的危机，可以在危机发生的第一阶段采取"快速疗法"，而对那些长期存在的问题，需要由心理危机专业干预人员制订具体的方案去解决。

4. 重大疫情出现，心理危机普遍存在

重大疫情发生后，心理危机的发生具有普遍性和特殊性。危机的存在是普遍的，在特定的情况下，没有人能够幸免；危机也是特殊的，在面对同样情况时，有些人能够成功地战胜危机，而另一些人则不能。参与越南战争的美国军人，高比例地因患"创伤后应激障碍"接受治疗，说明恶劣的军事环境对受过训练的军人也存在心理危机发生的可能。由于"新冠肺炎"疫情具有传染性的特征，人群中存在心理危机是一种普遍现象。

 心理危机干预常用的稳定情绪技术

直接或间接疫情接触者，都会因此而出现焦虑、惊恐、担心、恐慌、抑郁，甚至是短暂的精神病性症状等问题，在这种情况下心理干预者要教会当事人学会调控情绪，增强自我功能，在内心创伤和积极体验中找到平衡点，达到身心稳定的状态。稳定情绪技术是一项最基础的技术，它的主要内容是：

1. 倾听与理解。以理解的心态接触当事人，给予倾听和理解，并做出适度回应。特别注意的是，在倾听中，避免打断、急于下结论、轻视当事人所述的问题，以及干扰、转移话题。过多地询问、概述过多、将自身的想法强加给对方，以及不恰当的情感反应都不利于达到干预效果。

2. 增强安全感。减少当事人对当前和今后的不确定感，使其情绪稳定。化解当事人存在的疑惑对增强安全感非常重要。在疫情发生后，当事人往往由于对遭遇疫情是否被感染，或者有无可能被感染的不确定性，以及对疫情病毒情况的不可把握性，导致自我安全感非常低，因此，及时地按照相关规定测量其体温或进行其他身体检查，可以给予当事人更多的信心。

3. 适度的情绪释放。运用语言及行为上的支持，帮助当事人适当释放情绪，恢复心理平静。看到当事人情绪失控时，可以以缓慢的语速安慰，或者用肢体语言（如拍拍肩膀，拉住手臂等）鼓励其释放情绪，并让他将注意力集中在呼吸和其他放松方式上。

4. 释疑解惑。对于当事人提出的问题给予关注、解释及确认，减轻疑惑。以科学的态度答疑解惑，而不是胡乱表态。在此刻常常由于当事人过于敏感，一句不恰当的回答会带来不信任，而丢掉帮助当事人进行情感恢复的机会。

5. 实际协助。给重点人群提供实际的帮助，协助重点人群调整和接受因灾难改变了的生活环境及生活状态，尽可能地协助当事人解决当前面临的困难。

6. 重建支持系统。帮助当事人与主要的支持者或其他的社会支持来源（包括家庭成员、同事、朋友等相关帮助资源等）建立联系，获得帮助。如果条件允许，可以将自己的联系方式告知当事人，在需要的时候可以继续联系，确保当事人以后还有机会获得支持。当然需注意的问题是，一般情况下心理危机干预者不向当事人提供个人联系方式，但属于危重状态情况下例外。

7. 提供心理健康教育。危机干预者提供疫情中常见心理问题的识别与应对知识，帮助重点人群积极应对，恢复正常生活。编撰心理辅导手册，在干预结束后能够给当事人继续帮助。

25 心理危机干预常用的放松训练技术

心理危机干预常用的放松训练技术的操作步骤如下：

第一步，介绍原理。许多人对放松训练不以为然的原因是不了解放松训练的机理与可能达到的效果。因此，第一步就是要简明扼要地讲解放松疗法的原理和过程，以达到大家在放松训练中的主动意识，激发改变自我的积极性。

第二步，示范、指导。首次进行放松训练时，心理危机干预者逐条指导大家练习不同方法的放松训练技术，并要求大家进行模仿，达到掌握放松训练技术的目的。在遇到问题时及时停下来，根据情况主动控制训练的进程，或者有意重复某些放松环节。为帮助大家体验其身体感受，心理危机干预者可以在每一个步骤的间隔，指导大家，如"注意放松状态时沉重、温暖和轻松的感觉""感到你身上的肌肉放松"，或者"注意肌肉放松时与紧张的感觉差异"等。

第三步，强化练习效果。当大家学会了放松训练的方法及要领后，需要自行练习达到真正的放松。危机干预者可以提供书面指示语或音频资料供练习时使用。一般要求是每日练习 1 ~ 2 次，每次 20 分钟左右。需要多次重复训练，有一个逐渐真正掌握放松技巧的过程，才能使肌肉进入深度放松状态，达到放松训练效果。

心理危机干预常用的放松训练技术主要有以下三种：

（1）深呼吸法，即腹式呼吸法。指导语：请你用一个舒适的姿势半躺在椅子上，一只手放在腹部，另一只手放在胸部，注意先呼气，感觉肺部有足够的空间，来做后面的深呼吸，然后用鼻子吸气，保持3秒，心里默数：1—2—3，停顿1秒，再把气体缓缓地呼出，可以在心中默数：1—2—3—4—5，吸气时可以让空气进入腹部，感觉那只放在腹部的手向上推，而胸部只是在腹部隆起时跟着微微地隆起，要使你呼气的时间比吸气的时间长，好！让我们先来练习一下，请听我的指导语，然后去做：深吸气，保持1秒钟，1—2—3，再呼气！1—2—3—4—5，循环往复即可。

（2）肌肉放松法。指导语："现在我们要做肌肉放松训练，学习这项放松训练可以帮助你完全地放松身体。坐在软椅上，把头和肩都靠到椅背上，胳膊和手都放在扶手或自己的腿上，双腿平放在椅子上，双脚平放在地上，脚尖略向外倾（或者躺在床上，自然平躺）。闭上双眼，这时你很放松地坐在椅子上（或躺着），感到非常舒服。在下列的步骤中，感到紧张时，请你再持续这种状态5秒，直到感觉紧张到达极点，当你要放松时，又一下子完全松弛下来，并且感觉有关部位的肌肉十分无力，注意一定要用心体验彻底放松后的一种快乐感觉。现在，接着跟着我的指示做。

"现在左手握拳，握紧，注意有什么样的感觉。好，现在放松。现在，再次握紧你的左拳，体会一下你感到的紧张状况，然后放松，好！听我的指令再来一次：握紧你的左手，现在放松，去想象紧张消失得无影无踪了，非常好。接下来的训练中，你都要感觉到肌肉的紧张，然后充分地放松，体会放松后的感觉。

"现在，右手紧紧握拳，注意你的手臂、手和前臂的紧张状态，1—2—3—4，好！现在放松。现在再一次握紧右拳，1—2—3—4，好！请放松。现在左手握拳，左手臂弯曲，使肱二头肌拉紧，紧紧坚持着，1—2—3—4，好！现在放松。现在右手握紧拳头，1—2—3—4，右手臂弯曲，使肱二头肌拉紧，紧紧坚持着，感觉这种紧张状态，好，现在放松。现在请立即握紧双拳，双臂弯曲，使双臂处于紧张状态，保持这个姿势，体会一下现在的紧张，1—2—3—4，好！现在放松。

"好，感觉血液流过肌肉，所有的紧张流出手指。好，把你的眉毛用力向上抬，紧张使你的前额起了皱纹，1—2—3—4，好，现在放松。现在请皱眉头，眼睛紧闭使劲把你的眉毛往中间挤，感觉这种紧张通过额头和双眼，1—2—3—4，好！现在放松。注意放松的感觉流过双眼，好，继续放松。

"现在，嘴唇紧闭，抬高下巴，使颈部肌肉拉紧，用力咬牙，1—2—3—4，好！放松。现在各个部位一起做，皱上眉头，紧闭双眼，使劲咬上下颚，抬高下巴，拉紧肌肉，紧闭双唇，保持全身姿势，并且感觉紧张贯穿前额，双眼、上颚、下颚、颈部和嘴唇保持姿势，1—2—3—4，好！现在放松。

　　"注意体会此时的感受，现在双肩外展扩胸，肩胛骨尽量靠拢，好像你的两个肩膀合到一起，1—2—3—4—5—6—7—8，好！放松。

　　"现在尽可能使劲地向后收肩，一直感觉到后背肌肉被拉得很紧，特别是肩胛骨之间的地方，拉紧肌肉，保持姿势，1—2—3—4，好！现在放松。现在，再一次把肩胛骨往内收，这一次腹部尽可能往里收，拉紧腹部肌肉，紧拉的感觉会贯穿全身，保持姿势，1—2—3—4，好！现在放松。现在，听我的指令，我们要做刚才所有肌肉系统的练习。首先，请深呼吸三次，吸气—呼气—吸气—呼气—吸气—呼气，好，准备好了吗？握紧双拳，双臂弯曲，把肱二头肌拉紧，紧皱眉头，紧闭双眼，咬紧上下颚，抬起下巴，紧闭双唇，双肩往内收，收腹并拉紧腹部肌肉，保持这个姿势，感觉到强烈的紧张感贯穿上腹各个部位，好！放松深呼吸一次，感到紧张感消失，想象一下所有肌肉手臂、头部、肩部和腹部都放松，放松。

　　"现在轮到腿部，伸直你的双腿，脚尖上翘。使你的小腿后面的肌肉拉紧，好！放松。抬起脚趾，使劲蹬后脚跟，保持，1—2—3—4，好，放松！接着把右脚跟伸向椅子，努力向下压，抬高脚趾，使小腿和大腿都绷得很紧，抬起脚趾，使劲蹬后脚跟，保持，1—2—3—4，好，放松！好！我们一起来，双脚跟伸向椅子，努力向下压，抬高脚趾，使小腿和大腿都绷得很紧，抬起脚趾，使劲蹬后脚跟，保持，1—2—3—4，好，放松！好！现在，深呼吸三次，吸气—呼气—吸气—呼气—吸气—呼气，好！将前面所练习过的所有的肌肉都开始拉紧，左拳和肱二头肌，右拳和肱二头肌，前额、眼睛、颚部、颈肌、嘴唇、肩膀、腹部、右腿、左腿，请保持这个姿势，1—2—3—4，好！现在放松。深呼吸三次，吸气—呼气—吸气—呼气—吸气—呼气，好！我们从头到尾再做一次，左拳和肱二头肌，右拳和肱二头肌，前额、眼睛、颚部、颈肌、嘴唇、肩膀、腹部、右腿、左腿，保持这个姿势，1—2—3—4，好！现在放松。

"体会全部紧张后又全部放松的感觉，现在进行正常的呼吸，享受全身肌肉完全没有紧张的惬意之感，深呼吸三次，吸气—呼气—吸气—呼气—吸气—呼气，然后活动一下你的颈部、手腕，好，你已经完全学会了放松，慢慢睁开你的双眼……"

（3）想象放松法。找出一个曾经经历过的、给自己带来最愉悦的感觉，有着美好回忆的场景，可以是海边、草原、高山等，用自己多个感觉通道（视觉、听觉、触觉、嗅觉、运动觉）去感觉、回忆。以下我们以《海滩》为例说明。

想象放松——《海滩》的放松引导语如下：

"我静静地躺在海滩上，周围没有其他的人，蓝天白云，湛蓝的大海，岸边是高大的椰子树，身下是绵绵的细沙，阳光温柔地照在身上，我感到无比舒畅。微风带着一丝海腥味轻轻地拂过我的脸颊，我静静地聆听着海浪悦耳的歌唱，阳光照得我全身暖洋洋的。我感到一股暖流顺着我的头部，流进我的右肩，让我感到温暖、轻松；我的呼吸变得越来越慢，越来越深，这股暖流又流进我的右臂，再流进我的右手，整个右手也感到温暖、轻松；这股暖流又流回我的右臂，从后面流进脖子，脖子也感到温暖、轻松；我的呼吸变得更加地缓慢深沉，这股暖流又流进我的左肩，左肩感到温暖、轻松；我感到越来越轻松，这股暖流又流进我的左臂，再流进我的左手，左手也感到温暖、轻松。这股暖流又流回我的左臂，左臂感到温暖、轻松；我变得越来越轻松，心跳变慢了，心跳更有力了，这股暖流又流进我的右腿，右腿也感到温暖、轻松；我的呼吸缓慢而又深沉。这股暖流流进我的右脚，整个右脚也感到温暖、轻松；这股暖流流进我的左腿，整个左腿也感到温暖、轻松；我的呼吸越来越深，越来越轻松。这暖流流进我的腹部，腹部感到温暖、轻松；这股暖流流进我的胃部，胃部感到温暖、轻松；这股暖流最后流进我的心脏，心脏也感到温暖、轻松；心脏又把暖流送到了全身，我的全身都感到了温暖而轻松，舒服极了。我的整个身体都十分平静，也十分安静，我已经感觉不到周围的一切了，周围好像没有任何东西，我安然地躺在海边，非常轻松，十分自在……"

 心理危机干预常用的心理辅导方法

心理危机干预者通过交谈来减轻疫情对重点人群造成的心理伤害，以个体或者集体形式进行。针对"新冠肺炎"疫情，可以采用远程视频的方式，依据分级人群组织小组形式的集体心理辅导。

1. 了解疫情带来的心理反应程度。了解疫情给人们带来的心理应激反应表现和影响程度。通过合适方式引导重点人群说出疫情情形中的感受、恐惧或经验，帮助当事人明白这些感受都是正常的。

2. 帮助寻求社会支持系统。帮助当事人确认自己的社会支持系统，明确自己能够从哪里得到相应的帮助，包括其家人、同事及朋友等。让当事人画出能为自己提供支持和帮助的系统图，尽量具体化，可以写出他们的名字，并注明每个人能给自己提供哪些具体的帮助，如情感支持、建议或信息、物质方面，等等。强调让当事人确认自己可以从外界得到帮助，有

43

人关心他（他们），可以提高当事人的安全感。

3. 帮助建立合理应对方式。帮助当事人思考选择积极的应对方式；强化个人的应对能力；思考采用消极的应对方式会带来的不良后果；鼓励当事人有目的地选择有效的应对策略；提高个人的控制感和适应能力。讨论"新冠肺炎"疫情发生后，当事人都采取了哪些方法来应对疫情带给自己的反应，如与亲友或熟悉的人待在一起，积极参加各种活动，尽量保持以往的作息时间，做一些可行且对改善现状有帮助的事等，避免不良的应对方式（如冲动、酗酒、自伤、自杀）。

 心理危机热线干预模式的特征

疫情发生后，很多单位都陆续开通了专业的心理危机干预热线电话，它是实施"新冠肺炎"疫情期间心理危机干预的一种重要手段。心理危机干预热线具有两个要素：一是"热线"；二是"危机"。危机干预热线要达到的目标依次是：一是为来电者提供情感宣泄的途径，缓解心理危机；二是帮助其发展有效的问题解决技术，帮助其实现自我成长。

心理危机热线干预技巧

　　心理危机干预热线是一种经验性较强的方式，有以下几点供参考。

　　1. 接听热线的技巧：①话筒的使用技巧。放置离嘴 10 ～ 15cm 处，既能使来电者听得清楚，又能确保录音效果；②发音技巧。用腹式呼吸；言语慢而自信；言语要发自内心；③制造良好的第一印象。通过用词、语调和讲话方式，建立来电者对接线员的信心和信任。要记住，第一印象形成于通话的前 15 秒；④使用标准问候语。通常是这样："你好！心理危机干预热线。你有什么话想对我说吗？"⑤对探询接线员私人信息的回答，可以告诉他自己的性别；在对方询问年龄或其他私人信息时，通常不正面回答，而将自己描述成"经过培训的热线电话接线员"，若对方穷追不舍，告诉对方这是接线员守则不允许透露的，只有在讨论用药时才能告诉对方自己的专业情况；⑥使用类似的声音。在接线员开始时就应与来电者的声音相匹配，如果声音平缓而悲伤，接线员应轻声说话，如果对方声音愤怒而响亮，接线员应接近其声音但音调稍低，慢慢地，把自己声音调到正常水平，来电者会自动匹配接线员；⑦使用来电者的用词。如来电者说："我想结束自己的生命。"接线员："你已经制订了结束自己生命的计划吗？"可采用适当的方言表达，但不鼓励用贬义词或不干净的词汇。

2. 干预的技巧：①倾听。干预者在接通电话的前 5 ~ 10 分钟耐心倾听来电者讲述情况，在此期间尽量不打断，除非有需要澄清或引回主题的时候，运用简短的回应，如"嗯，然后呢？"等。回应时的语调应表现出关心。不要为了填写记录而急于转换话题，而应就来电者的话题直接进行追问，以深入了解问题；②澄清。当谈话偏离问题的重点或者来电者言语表达杂乱时，要帮助其陈述自己的事情和感受。比如询问"你看我这样理解是否准确？"③正常化。让来电者知道情绪、情感体验是正常的，如"任何人在你的遭遇下都会觉得生活变得没有希望了"。要注意的是，正常化来电者的感受，不要正常化他的行为，即悲伤是可以的，但伤害自己就不对了；④简短重述。这是共情的重要技巧之一。指对来电者所谈内容及其感受的简短反馈，目的在于传递出对来电者的理解。如"你的意思是说……""听了你诉说，我的理解是……"，等等；⑤发问。发问包括两种方式：开放式和封闭式。前者是较常用的方式，可以鼓励来电者继续说下去，譬如："接下来发生了什么事？""那令你有什么感受？"等等。后者是直接的、具体的回答，用于澄清事实，或用于抑郁或自杀危险程度的评估，譬如："在你家中是否有安眠药"或"你最近两周经常失眠吗？"等等；⑥沉默。沉默可以给双方一个思考的时间。无论来电者陷入沉思，还是因为情绪体验过于强烈而沉默不语时，不要试图用发问或者找话题来填充沉默。当然，过长时间的沉默应避免，否则会给来电者带来不舒服的感觉；⑦此时此地。指关注的核心是来电者目前的困惑与应对方式，着力于解决当下问题。因为危机是有时限性的，若来访者安全度过了最焦虑无助的时段，危机也就能转化成一般心理问题。所以缓解或化解目前的心理危机，保证其生命安全是危机干预热线的直接目标；⑧确定首选问题。来电者或许有不止一个问题困扰着他，危机干预人员需要找出最核心的那一个，并在这次来电中集中解决这一个问题。因为干预人员的精力和时间毕竟是有限的，而且解决了核心问题，来电者的焦虑能降低很多，并且可以看到希望，危机也能因此化解。

心理危机热线干预流程

心理危机热线干预的一般流程如下：

1. 情绪舒缓

情绪舒缓的要求：①与来电者建立信任关系，有的来电者对录音很敏感，应及时解释"录音是为了监督接线员的工作，提高工作质量，是绝密的内部资料"；②运用倾听技巧，积极地倾听来电者的困惑、状况；③专注于来电者的感受，尊重、接纳、不做价值判断；④抚慰情绪，情绪舒缓是很基础、很重要的一环。只有这一环的工作做好了，接下来的交流才能顺利进行。通过情绪舒缓，来电者压抑的焦躁、混乱的情绪缓解了，危机程度也就相应减轻了。在这个阶段，危机干预者可以就所获得的信息，对来电者是否为危机来电进行初步判断。判断标准包括：①最近 4 ~ 6 周内出现负性生活事情（当前"新冠肺炎"疫情十分明确）；②对疫情事件赋予的负性意义程度多重，与事实不符程度多大；③混乱、解体的情绪，失控感；④感觉所做的努力是徒劳的，无法解决问题，不能积极地向前看；⑤缺乏或没有使用社会支持系统。

2. **对自杀危险和抑郁的评估**

对危机个体的自杀危险程度评估包括：询问具体自杀计划与既往自杀史；评估其抑郁程度；了解其是否具有恶性躯体疾病；与正在经历的"新冠肺炎"疫情关联度多大；有无物质滥用；亲友有无自杀史等。

危机个体抑郁程度的评估指标为：最近两周是否出现如下症状或体验：①情绪低落（闷闷不乐、欲哭、早醒、消极等）；②失去兴趣；③每天都有上述两项体验；④不愿意参加娱乐与社交活动；⑤反复想到死或想伤害自己；⑥感觉活着累，不如一死了之；⑦有自伤、自杀计划；⑧有故意伤害自己的行为；⑨体重减轻、失眠；⑩觉得自己没有价值。每一项占 10%，以此评估抑郁等级。

危机干预者当前若接到属于非疫情的危机来电时，可告知热线特点后转接；若为高危来电，则需接线员随机应变，视危机程度而采取相应措施。

3. **解决来电者问题的方式**

帮助来电者解决问题的有效方式，除了帮助他分析问题外，重点是和他商讨自助解决问题的方式。具体包括以下几个方面：①确定好首选要解决的问题；②如何把大问题分解为小问题；③先选择其中一个小问题来解决；④列出所有可能的解决问题的办法，暂不判断方法是否可行；⑤写出每个解决问题方法的利弊；⑥选择最佳问题解决的方法并试用；⑦预测使用这些方法后的效果；⑧如一种方法没有成功，选择另一方法；⑨按需要，重复⑦～⑧步。注意的问题：不要向来电者直接提供解决问题的建议（除了用以化解高度危机的指导，如：把刀锁起来，我在线上等你），因为提供建议会不利于来电者自我成长；不要向来电者许诺，也不要给来电者不真实的希望。应该明白，以上三个阶段并非是截然独立的。事实上，在帮助来电者舒缓情绪的同时，危机干预者也能获取关于危险评估的大量信息，而问题解决阶段也离不开对来电者的情感支持。危机接线员在进行干预时要灵活应变，切忌过分结构化。

4. 如何结束热线干预

危机干预者在心理危机热线干预中与来电者进行结束干预的主要工作有：总结来电者内容、鼓励来电者将正性或建设性计划付诸行动（需加上限定，因为来电者要采取的行动是复杂、多样的，要进行区分）、肯定其能力积极的方面、给予其希望、友善地结束。例如："我们已经谈了 30 分钟，你谈到了问题给你带来的困惑，以及这件事对你生活、工作和情绪的影响。就这一具体问题我们共同讨论了可能解决的方法，以及实施这些方法可能遇到的困难，而且你很愿意去尝试这些方法。就你的情绪问题，我希望按我们共同讨论的方法来调整。今天你能打来电话说明你希望改变现状，我也相信你能够调整好自己的心情，有能力处理好这个问题。"为避免来电者对热线产生依赖性，危机干预者通常不鼓励其再次来电。但若来电者有自杀或暴力倾向时，应鼓励其再次来电以确认安全，有的热线还要求高危来电者留下可随访的联系方式；有时若对方来电后一直沉默，接线员可以在挂断电话前，鼓励其再次来电。最后除非特殊类型的困难电话或者沉默来电，一般应让来电者先挂断电话，以表示尊敬和关爱。

 心理危机干预工作者的职能

心理危机干预工作者的职能是：①帮助心理危机当事人正视危机；②帮助危机当事人寻找合理、正确的应对方式；③帮助心理危机当事人采取合适渠道获得正确的信息或知识；④可能的话，在日常生活中给予危机当事人提供帮助；⑤帮助危机当事人选择性地回避一些应激性境遇；⑥避免给予当事人不恰当的保证；⑦督促当事人接受帮助渡过难关，以期能够成为一次心理成长的机遇。

心理干预工作者应具备的特征

心理危机干预技术实际上也是一种艺术，艺术水平的高低决定了危机干预效果。单从书本上学习基本心理危机干预理论尽管是一个很重要的方面，但是，艺术水平的提高更重要的是从实践中掌握技巧、获取经验，并要不断完善自我。

1. 沉着冷静

危机情境决定了危机事件，危机事件可能会导致危机当事人完全失去控制的情绪状态，危机干预工作者的气场常常决定危机干预效果的走向。

一个好的心理危机干预工作者，自身要保持沉着、镇定和冷静，并创造出沉着、冷静的气氛，实际上让危机当事人获得了一种榜样力量，有助于当事人恢复到心理平衡状态。

2. 创新灵活

危机事件发生后，个体反应有千差万别的不同表现。心理危机干预者即使已经掌握多种干预技巧，但是找到适合每一次危机情境导致的不同危机样式的有效干预方式，仍然十分艰难。因此，干预者需要在掌握危机干预基本理论、基本模式的基础上，不断创新与把握实践中的灵活性非常重要。特别是初学者，往往过于遵循程式化，或者本本主义与教条主义的思维模式，会导致在危机当事人面前束手无策。近些年来，心理工作者参与心理危机干预事件很多，特别是"汶川"特大地震心理救援工作，创新了很多模式，成功地帮助灾区群众渡过了难关。特别需要注意的是，当事人悲伤的表达方式不同，悲伤情绪的体验不同，有些看似表面的平静，有可能隐含了内心巨大的伤痛。一旦这种伤痛得不到有效释放与化解，找不到平衡基点，潜在的问题将会更大，后效也将会带给当事人无尽的"危机转移状态"。

3. 精力充沛

面对错综复杂的危机情境，以及单个或多个当事人不断变化的情绪和行为表现，危机干预工作者所做的一切努力犹如一场战斗。既可能遭遇的是一场持久战，又可能遭遇的是一场快速反应战，不仅极大地消耗了危机干预工作者的体力，同时也大量地消耗了他们的心力。在这种状态下，心理危机干预者充沛的精力，以及精力恢复能力尤为重要。危机干预者日复一日与令人头痛的危机问题打交道，必须保持良好的感觉状态，照顾好自己的体力和心力，以充分利用好自己的潜能。

下 篇

突发疫情心理防护

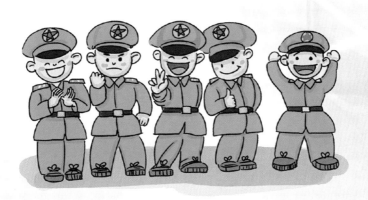

"新冠肺炎"疫情最全必备常识

1. 当前疫情发展态势（截至 1 月 30 日）

湖北省武汉市等多个地区发生"新冠肺炎"疫情。经国务院批准，国家卫生健康委员会将"新冠肺炎"纳入《中华人民共和国传染病防治法》规定的乙类传染病，采取甲类传染病的预防、控制措施，并纳入《中华人民共和国国境检疫法》规定的检疫传染病管理。

2. 防控疫情的关键

疫情防控的关键是防止出现超级传播者。全国各地采取减少人员输出的措施是非常重要的一个方法，并有很严格的筛查，特别是针对体温的检测措施。

3. 当前防控最有效的办法

"早发现、早报告、早诊断、早隔离、早治疗"是最有效地措施。对已经确诊的患者、疑似人员、密切接触者均进行有效地隔离，切断传播途径是极为重要的。

4. 新型冠状病毒的主要传染源

传染源主要是新型冠状病毒感染的患者，无症状感染者也可能成为传染源。

5. **新型冠状病毒是否人传人**

新型冠状病毒可以人传人，其中就包括医务人员感染，并可在一定范围内进行社区传播。

6. **新型冠状病毒的传染途径**

经呼吸道飞沫和密切接触传播是主要的传播途径，在相对封闭的环境中长时间暴露于高浓度气溶胶情况下，也存在经气溶胶传播的可能。

7. **新型冠状病毒是否会变异**

新型冠状病毒是以前从未在人体中发现的新型冠状病毒毒株，病毒变异仍需严密监控。

8. **"新冠肺炎"疫情是否会重演SARS疫情**

全民提高警惕，便不会重复17年前的SARS疫情。现在要提高警惕，政府、普通民众、一线医务人员，包括媒体都会负起责任，国家有信心能够控制"新冠肺炎"疫情。中央政治局召开专题会议部署疫情防控工作，各级党组织已经采取多种多样的方式，围、追、堵，截断传播途径，做好各项防范工作。

9. **冠状病毒的定义**

冠状病毒是自然界广泛存在的一大类病毒，是目前已知核糖核酸（RNA）病毒中基因组最大的病毒，该病毒在电子显微镜下观察因形态类似于王冠而得名。冠状病毒仅感染脊椎动物，且与人和动物的多种疾病有关，可引起人和动物呼吸道、消化道和神经系统疾病。

10. 冠状病毒的理化特性

冠状病毒对紫外线和热敏感，56℃温度下保持30分钟，乙醚、75%乙醇、含氯消毒剂、过氧乙酸和氯仿等脂溶剂均可有效灭活病毒。

11. 可感染人的冠状病毒分类

迄今为止，除新型冠状病毒外，共发现6种可感染人类的冠状病毒（HCoV–229E、HCoV–OC43、HCoV–NL63、HCoV–HKU1 和 SARS–CoV、MERS–CoV）。其中前4种在人群中较为常见，致病性较低，一般仅引起类似普通感冒的轻微呼吸道症状，后两种是我们熟知的 SARS 冠状病毒（全称：严重呼吸系统综合征冠状病毒）和 MERS 冠状病毒（全称：中东呼吸系统综合征冠状病毒）

12. 新型冠状病毒肺炎的定义

"新冠肺炎"是2019年12月在湖北省武汉市发现的，证实是由一种新型冠状病毒引起的急性呼吸道传染病。此新型冠状病毒是以前从未在人体中发现的冠状病毒新毒株，世界卫生组织（WHO）将该冠状病毒命名为2019-nCoV。国家卫生健康委员会将"新型冠状病毒感染的肺炎"暂命名为"新型冠状病毒肺炎"，简称"新冠肺炎"，英文名称为"Novel Coronavirus Pneumonia"，简称"NCP"。

13. 短短几天增加了这么多确诊病例的原因

近日，国家相关科研机构迅速研发出病毒核酸检测试剂盒，能够快速确定病例的样品中是否有特定基因序列的存在，也就是说，新型冠状病毒相当于有了身份证，病例的样本只要与已有序列进行对比就可以快速判断。

14. "新冠肺炎"患者的临床表现

以发热、干咳、乏力为主要表现，少数患者伴有鼻塞、流涕、咽痛、肌痛和腹泻等症状。重症患者多在发病一周后出现呼吸困难和（或）低氧血症，严重者快速进展为急性呼吸窘迫综合征、脓毒症休克、难以纠正的代谢性酸中毒和出凝血功能障碍等。值得注意的是重型、危重型患者病程中可为中低热，甚至无明显发热。

轻型患者仅表现为低热、轻微乏力等，无肺炎表现。

从目前收治的病例情况看，多数患者预后良好，少数患者病情危重。老年人和有慢性基础疾病者预后较差。儿童病例症状相对较轻。

15. 是否有针对新型冠状病毒的疫苗

针对"新冠肺炎"，现阶段并没有可用疫苗。中国疾病控制中心开始启动新型冠状病毒的疫苗研发，目前已经成功分离病毒，正在筛选种子毒株，此外，还在进行"新冠肺炎"的药物筛选。

16. 与患者密切接触者的定义

与病例共同居住、学习、工作或其他有密切接触的人员；诊疗、护理、探视病例时未采取有效防护措施的医护人员、家属或其他与病例有类似近距离接触的人员；病例同病室的其他患者及陪护人员；与病例乘坐同一交通工具并有近距离接触的人员；经现场调查人员调查评估后认为符合条件的人员。

17. 要对密切接触者医学观察 14 天的原因

参考其他冠状病毒所致疾病潜伏期，依据此次新型冠状病毒病例相关信息和当前防控实际，1 ~ 14 天潜伏期内均存在传染性。因此，有必要将密切接触者医学观察期定为 14 天，并对密切接触者进行居家医学观察。

18. 密切接触者接到疾控部门通知后应该做的事

按照要求进行居家医学观察，不用恐慌，不用上班，不要随便外出，做好自我身体状况观察，定期接受医生的随访。如果出现发热、咳嗽等异常临床表现，及时向疾控部门报告，在其指导下到指定医疗机构进行排查、诊治等。

19. "新冠肺炎"是否能治疗

世界卫生组织已发布了针对"新冠肺炎"造成严重急性呼吸道感染的临床处置指南。目前没有特别治疗方法，但许多症状是可以处理的，因此需根据患者临床情况进行治疗。

20. "新冠肺炎"病例监测措施的主要内容

各级各类医疗机构在"新冠肺炎"监测和日常诊疗过程中，应提高对"新冠肺炎"病例的诊断和报告意识，对于不明原因发热、咳嗽等症状的病例，应注意询问其发病前14天内的行踪或可疑暴露史、野生动物接触史及其与类似病例的密切接触史。

21. 不被新型冠状病毒感染的预防措施

①正确洗手。在外出、回家、餐前、便后、接触垃圾、咳嗽或打喷嚏后、照护患者时、手脏时、抚摸动物或处理动物排泄物后，立刻用肥皂或含有酒精的洗手液和清水洗手。洗手时，要注意用流动的水，揉搓的时间不少于15秒。为了方便记忆，揉搓步骤简单归纳为七字口诀："内—外—夹—弓—大—立—腕"。

②主动防护。在自己咳嗽或打喷嚏时，应用纸巾、袖口或肘部弯曲将口鼻完全遮住，并将用过的纸巾立刻扔进封闭式垃圾箱内，尽快洗手；易感人群应尽量避免去人群密集的公共场所，正确戴口罩以减少接触病原的风险；避免在未加防护的情况下与患者密切接触，避免触摸其眼、口、鼻；注意保持家庭和工作场所经常开窗通风，定期清扫和消毒；要加强锻炼，规律作息，提高自身免疫力。

③避免密切接触。尽量避免在未加防护情况下与养殖家畜（禽）或野生动物近距离接触；避免与生病的动物和变质的肉接触；避免与生鲜市场里的流浪动物、垃圾废水接触。

④养成良好安全的饮食习惯。将肉和蛋类彻底煮熟食用，处理生食和熟食之间要洗手，切菜板及刀具要分开。

⑤正确戴口罩。戴口罩是阻断呼吸道分泌物传播的有效手段。选择医用外科口罩能有效地预防呼吸道疾病。一次性医用外科口罩佩戴时，要将折页面完全展开，将嘴、鼻、下颌完全包住，然后压紧鼻夹，使口罩与面部完全贴合；戴、摘口罩前应洗手，或者在戴、摘口罩过程中避免手接触到口罩内侧，减少口罩被污染的可能；分清楚口罩的内、外、上、下，浅色面为内，应该贴着嘴鼻，深色面朝外，金属条（鼻夹）一端是口罩的上方。要定期更换、不可戴反，更不能两面轮流戴！

⑥及时就医。如有发热和其他呼吸道感染症状，特别是持续发热不退时，要及时到医疗机构就诊。

22. 接触动物特别需要注意的事项

避免接触野生动物及其排泄物和分泌物，避免购买活禽和野生动物；避免前往动物农场和屠宰场、活禽、动物交易市场或摊位、野生动物栖息地等场所。

必须前往时要做好防护，尤其是职业暴露人群；避免食用野生动物。

 应用认知疗法调节疫情情绪

　　人会有心理现象和心理活动，面对如此严重的疫情，看到、听到身边什么人被感染了，在电视、手机上接收到铺天盖地的信息，本身就会产生心理上的情绪反应，甚至引发生理上的反应。这些反应本身对人们是有益的，可以提高机体唤醒水平，促使人们去积极应对。但这些反应一旦过度，就会影响人们的工作、学习、生活和社会交往。

　　1. **认知行为疗法概念**

　　每一位民众的心理能力，包括认知能力、情绪和行为调控能力、人格基础等，都不相同，当出现心理不适症状时，一些人难以有效地调整。这时，就需要心理咨询师帮助他们解决这些问题。认知是指一个人对一件事或某对象的认知和看法，对自己的看法、对他人的看法，对环境的认知和对事的见解等。认知行为疗法是一种有结构、短程、认知取向的心理治疗方法。

　　它通过所采用简单而又行之有效的认知行为疗

法，解决当前疫情发生导致的各种心理反应问题，是一种简单快速的好办法。这个方法适合于心理咨询师的初学者、充满助人热情的志愿者。

2. 认知行为疗法的基本理念

认知治疗前，先让心理咨询师或志愿者自己获得成长。一是具备进行认知治疗必备的条件，包括正确的咨询理念，如心理咨询的本质是助人自助，帮助别人的同时也是帮助自己；二是心理咨询师自身应该具有超强的认知能力，敏锐的察觉能力，敏捷的思辨能力，坚定的信心、耐心，以及超强的语言表达能力，等等。

（1）掌握认知治疗的基本理论，熟悉常见歪曲认知

认知治疗的基本理论假设是：假定人们的心理和行为等心理问题并不是由外界事件引起，而是由人们对这些事件的态度、看法、评价、见解等认知引起，因此，要解决人们的情绪等心理问题，不是致力于改变外界事件，而是改变不良认知，进而帮助人们解决心理问题。常见的歪曲认知如下。

1）主观推断。没有根据、证据就做出结论。面对疫情，有的人说"我肯定逃不过这一劫了"，可能他都不在疫区，自己也没有症状，身边的同事、邻居也没有异常症状。他是这么说的，必然对自己心理产

生不良影响。

2）选择性概括。仅仅根据对某一时间、某一方面的细节就形成结论。比如有人说，"他那天咳嗽了，他一定是染病了。"根据"咳嗽了"这样一个细节，就得出了"别人生病了"的结论，面对患者必然会使他产生恐慌。

3）过度概括。根据一个偶然的事件，得出一种极端的结论，并把它用于不相干的事件或情境中。例如，某次测体温是 38.1℃，就说身体状况不好，被感染了。

4）夸大或缩小。夸大事情的后果，"我的同事生病了，太可怕了"，有的人却不以为然，忽略了问题的严重性。

5）个性化。没有根据地把一些外部事件和自己联系起来。例如，认为"家人感染了，这都是因为我传染的"，由此产生自责、内疚等情绪。

6）中心化。以自己为中心，认为别人都会关注自己、评价自己。有些人过度保护，理由是"我被感染了，别人都会埋怨我"。因此，既害怕疾病，又害怕因病影响人际关系。

7）错贴标签。不小心走路摔了一跤，就贴上"我是个倒霉蛋儿"的标签。

8）极端思维。在认知上幼稚，非黑即白。"没被传染，就是身体好，不然就是身体不好。"

9）灾难化。有些人会说"我家人被感染了，我的天都塌了！"受这样灾难化的影响，必然出现强烈的情绪反应。

10）选择负面信息关注。有些人关注的始终都是负面的信息，面对疫情，正面的信息是：疫区以外大量医务人员紧急赶来救援，有些人却视而不见，盯着的是患者数越来越多，情绪必然受到影响。

11）片面思维。所谓片面思维，是只注意事物的某一方面，而否定了其他方面；注重消极的一面，就看不到积极的、乐观的一面，从而被那些消极悲观的负性情绪所困扰。

12）糟糕至极化。遇到事情，总是将结局推论到最坏。面对最坏的结果，必然产生强烈的情绪反应。

以上都是人们面对疫情时经常出现的错误认知。

（2）帮助人们进行认知矫正，强调认知引领行为

要帮助人们进行认知矫正，非常忌讳的是教育别人。心理咨询师要启发、引导他们探索问题、解决问题。有一个疫区的人说："我身边有人感染了，我肯定是完蛋了！"面对这种消极认知、绝对化的认知，心理咨询师或志愿者如果实施教育，告诉他"不是疫区所有的人都会被感染"，显然这是正确的认知，但他是不会相信的，是无效的。此时，心理咨询师或志

愿者可以启发他自己探索，自己得出结论。例如可以问："你说身边有人感染了，你就会被传染。那么传染给你的人与他家人接触会更密切，他们是一家人都得病了吗？"或"传染给你的人不会只接触你一个人，与他接触的其他人都得病了吗？"这样启发他自己探索，自己得出结论，他是愿意接受的，其认知也得以矫正。心理咨询的最高境界是帮助求助者获得心理成长，这种成长只有他在自己不断探索、改变提升的情况下，才可能去实现，这是教育很难达到的。

（3）帮助求助者挖掘他们自身所具有的内在资源，解决人们的恐惧

面对一个高度恐惧的人，心理咨询师可以问，"你昨天晚上是在哪里睡的觉？"他会告诉你在家里睡的觉。心理咨询师再去问，"你家里是一个什么样的房子呢？"他会告诉你是钢筋水泥的楼房。心理咨询师接着问，"你怎么敢睡在钢筋水泥的房子里呢？你不怕地震吗？"他会回答，我们这不在地震带上，没听说最近要地震，我们家的楼也不是豆腐渣工程，我也没有那么倒霉。心理咨询师必须帮助他认清楚，他之所以不害怕、坦然地在家里睡觉，最主要的原因，是认知上他把引起地震的可能性都否定了，因为认为不会地震，就不会出现恐慌的情绪，就会有踏踏实实睡觉的行为。这些就是他的资源，一旦挖掘出来，他自

己认识到他是可以克服恐惧的，并把它应用到面对疫情中去，恐惧的情绪自己就解决了。

3. 认知行为疗法的基本技术操作

（1）认知行为疗法的具体化技术

1）具体化技术。具体化技术就是把所述的问题追问到底，从而还原事情的本质。如有疫区的人告诉你疫情太恐怖了，此时要把它具体化。"你说的疫情太恐怖具体指什么？"这就是具体化。有些人告诉你，他身边有很多人都生病了，甚至死了，也要把它具体化，"你身边都有谁生病了？去世的是谁？"通过具体化，把被这个人无限夸大了的事实还原回来。

2）检查证据。通过检查证据，明确哪些是支持的证据，哪些是反对的证据，从而得出新的结论。如疫区的某人说，"我的邻居感染了，我也完了！""我身体素质不好，我从来都是倒霉的，这些证据是支持我的。"此时心理咨询师应与之讨论，有没有一些反对的证据呢？这些证据一旦要是被找到的话，实际上他原来所坚持的结论就不攻自破了。在平时或灾难时，人也会因存在不合理的信念而产生情绪困扰。

（2）认知行为疗法的提问技术

在认知矫正中，心理咨询师或志愿者应善于使用苏格拉底式的提问。

1）概念澄清式的提问。通过摄入性谈话，心理咨询师发现了问题，因此要去进行概念澄清，这个提问可以是"你想表达的准确的意思是什么呢？""你想通过你肯定被传染了，这句话说明什么呢？"通过提问，心理咨询师准确把握求助者所使用的那些概念的内涵和外延，明确他所遇到的问题、内心感受、内心情感等，这对于后续对他开展具体的心理帮助是非常重要的。

2）探索假设的提问。通过提问，可以动摇求助者原有坚信的一些想法和信念，从而促进认知的改变。如有人说："目前疫情太可怕了，一定会死很多人。"心理咨询师通过提问与之探讨，你是如何得出这些结论的？你的这些假设都是真实的吗？或者，对这个问题还有其他的假设存在的可能性吗？通过这些提问，可以使其原有的假设动摇，之后其认知也就发生改变了。

3）探索证据的提问。通过提问探索对某一件事情看似合理的解释和充分的理由。如提问"你说这次疫情很严重，你是怎么知道的呢？""因为新型冠状病毒会传染，会有很多人生病，那么传染是一个充分的还是不充分的条件呢？有没有不支持这一说法的证据存在呢？"通过探讨，可以得出新的结论，认知得以改变。

4）针对观点和看法的提问。如"因为什么你认

70

为这样的想法是最正确的？""从另外的角度看问题，那会是什么结果呢？"通过提问，帮助受干预人群明确其目前的想法、观点、态度等，进而要做的一件事是评估这些想法产生的结果。心理咨询师可以与之探讨，"如果你这样做，对你意味着什么？""这样的假设会产生什么后果？""这样的看法可能给你带来什么影响？"通过探讨，明确其产生的原因，使受干预者认清自己坚持某些认知产生的后果及对自己的影响，最终其认知得以改变。

5）针对问题的提问，就是利用人们的问题提出质疑。如在双方谈到这次疫情有多严重的时候，受干预的某个人可能会说"你又不是医生，你怎么判断出我跟患者有接触但不一定就被传染上。"此时心理咨询师或志愿者可以提问"你问这个问题的目的是什么呢？"或"你问这个问题的理由或者想法是什么呢？"

通过苏格拉底式的提问，双方进行深入、准确的交流探讨，促进了受干预者认知的改变，进而其行为、情绪得以改变。

（3）合理（理性）情绪疗法技术

其操作步骤是：

1）寻找不合理信念。在心理诊断评估阶段，寻找不合理信念，例如，绝对化要求，过分概括，糟糕至极，以及在人际关系中使用反黄金规则。

2）帮助其领悟。人们的心理和行为等心理问题，并不是由外界事件所引起的，而是人们对这些事件的态度、看法、评价、见解等认知所引起。因此，要解决人们的情绪等心理问题，并不是致力于改变外界事件，而是改变认知，通过改变认知，进而帮助人们解决心理问题。

3）通过产婆术式的辩论、合理情绪想象等修通手段，矫正不合理的信念。

4）实施再教育，促进其成长。某人说他办公室同事发热后证实是被感染了，他认为上星期也发热了，肯定也是被感染了。这是绝对化，是不合理的想法，所以就产生了情绪困扰。心理咨询师可以利用产婆术式辩论来帮助他，"你说你上星期发热，你肯定是被感染了。"因为这是按照他的不合理信念推导过来的，他是接受的，他说是的，因此我才苦恼。心理咨询师继续推论："你被传染了，你就是传染源，你家里人、同事，肯定都被你传染了，现在他们都已经发病了。"因为这与事实不符，他说不是，我父母岁数大了，身体也不好，但他们没有发病。这时就产生了矛盾。心理咨询师就可以利用面质技术来解决了："你刚刚说因为同事发热，你被感染了，现在你发热了，你又说你的父母没有被感染，这明显存在矛盾，你怎么解释呢？"他只能承认，发热了不一定就是病，不一定就感染。因此通过产婆术式的辩论，解决了由于不合理的信念、看法的绝对化、过分概括以及糟糕至极等错误信念所产生的那些情绪困扰。产婆术式辩论是认知矫正中帮助人们解决情绪困扰的一个很重要的方法。这个方法的重要性就在于不是通过实施教育，而是按照受干预民众的信念去进行推论。在推论的过程中，由于它是不合理的，所以一定会出现错误。出现了错误，就要修正，最终使干预者持有合理的信念，摆脱负性情绪。

（4）控制情绪和行为的"开关点"技术

当碰到求助者出现恐惧等情绪或某些行为问题时，可以找一个屋子，指导其操控这个屋子里任何一个灯的开关，并让其观察操控这个开关产生的变化，通过一遍一遍地开和关，让他思考。之后与之探讨四个问题：①刚才这一时段，屋子里这个灯，亮的还是黑的可以控制吗？其回答是可以控制的；②控制灯的人是谁呢？其回答是自己；③控制屋里的灯亮还是黑？是一件特别容易的事儿呢，还是一件特别困难的事儿，其回答是特别容易的事儿；④屋里的灯是物质，但是它可以呈现不同的状态，亮的时候不会黑，黑的时候不会亮。之后询问这四点是不是弄清楚了。所有的人都会告之弄清楚了，没有任何问题了。

心理咨询师现在可以说，假设我们把你的胸膛打开，之后看到在你的胸膛里有一排的开关，都是成对存在的，有一组开关，向上一扳是积极，向下一扳是消极；有一组开关，向上扳是肯定，向下扳是否定；有一组开关，向上扳是放松，向下扳是紧张。你心里这些开关和墙上的开关是一模一样的，因为这些开关在你自己心里，外人触摸不到，只有你自己去操控。所以你这个人呈现的什么状态，实际上是你自己操控开关的结果。心理咨询师可以帮助他去领悟。面对"新冠肺炎"，会不会有人感到害怕呢？肯定有，因为他把紧张打开了。"新冠肺炎"的危害是挺强的，是不是所有的人都怕呢？实际上有些人不怕，原因在于他把内心放松的开关打开了。所以人们害怕还是不害怕，其实都是人们操纵了心里那个开关的结果。心理咨询师要让民众明白，开关就在心里，要学会自己控制住开关，通过控制开关，达到想要的效果，自己做自己的主人。

（5）两句话技术

所谓两句话技术，就是使唯一变多种可能，最坏变多种可能，从而使人摆脱情绪困扰。

如某个即将参加高考的高中生非常紧张，他说还有两个月就高考了，一进教室，脑袋就嗡嗡的，眼前一片空白，老师讲的内容根本听不进去，原先会写的作业现在不会做了，想劳逸结合，但久久睡不着。

面对他的高度紧张，心理咨询师帮助他学会说两句话，第一句话是：如果我考得特别好，大学随便上，甚至是将来进入中国工程院、中国科学院，那是非常好的事；第二句话是：不上大学也可以。在我们身边就有那么多的出租车司机，每个城市都有几万，甚至几十万的快递小哥儿，他们没有本科毕业证书，但他们都是可以生活的。通过这两句话，使得受干预者原来认为非常重要的、失败了天就塌了的那些事变得不那么重要了。心理压力小了，紧张感自然也就小了，反而可以提高学习效率，取得好成绩。对于这次新型冠状病毒，疫区的民众，包括被感染者的家属、有亲人去世的人，以及参与救援的人员等都应该学会这两句话。第一句："如果我们有很好的防护，免疫力、抵抗力都强，没被传染上，这是挺好的事。"第二句："即使被传染了，也不一定那么糟糕，大部分人还是可以治好的，这个病不是一得上就必死的。"学会说这两句话，必然使焦虑、恐惧明显减轻。

认知行为疗法是一种容易学习、便于操作、时间短、见效快的方法，更适合于心理咨询师的初学者和志愿者学习使用。

应对 "新冠肺炎" 疫情的焦虑状态

疫情初始,信息铺天盖地,信息量大,传播速度快。暴露在大量的信息流之下,人们正确的思维活动被左右,不自觉地卷入不良感受体验,被狂轰滥炸的信息淹没而带来心理影响,导致发生心理创伤的可能。其实,带来心理影响的还不是疫情,而是难以识别真假的信息。面对这些问题,紧张、焦虑与恐慌情绪不可避免地出现。

1. "新冠肺炎" 疫情带来紧张焦虑

焦虑是一种内心紧张不安、预感到似乎将要发生某种不利情况,而又难以应对的不愉快情绪。焦虑虽然是一种不愉快的情绪体验,但是适度的焦虑能够向身体发出危险信号,动员身体保持高度的紧张状态,应对突发危机。但过度的焦虑则会造成生理和心理上的紧张状态,影响正常的生活。

应激反应带来了焦虑。在应激反应过程中,通常是警觉、焦虑、求助和失望无助这样一个心理过程,因此,要依据不同阶段特点有效地予以心理关怀、心理支援和心理疏导。

2. 阻止疫情带来的过度应激反应

（1）远离手机也是爱健康

在信息过载的当下，尽量控制自己每天接收有关信息的时间，有意识地减轻信息过载，控制关注流行病信息时长和频率，不超过1小时为宜。不道听途说，锁定自己关注的信息源，从正常渠道接收信息，如新闻联播，各级卫生健康委员会、《人民日报》、新华社等官方平台发布的权威消息。远离灾难信息，减少阅读微博、微信中的不良信息杂音，如没有明确信息来源的截图、视频。在睡前不宜过分关注疫情信息，不要被动刷手机接收消息。如果出现生理与心理的不适，请立刻离开微信，根据事实，判定自己的担忧是否合理。

（2）认清疫情的实质问题

疫情，本来不应该是一个灾难性的应激事件。偏偏"新冠肺炎"疫情造成了大面积的心理恐慌。其实，是因为疫情来势迅猛，传染性强、传播力度大等造成了我们认知的缺陷。

"新冠肺炎"疫情引发的焦虑恐慌，首先要做的就是正确认识"它"是什么，"新冠肺炎"的典型症状、传播途径、有效预防手段等，形成对"新冠肺炎"的正确认知。近日，中国疾控中心发布了《新型冠状病毒感染的肺炎公众预防指南》，对公众通用预防、旅游、家庭、公众场所等6个方面做了预防指导。要学习"新冠肺炎"疫情相关知识，认识到做好防护了，疫情就不可怕了。对于无赴武汉旅游史或未接触病毒携带者的人，注重做好个人防护，不参加集会活动，出门戴口罩，保持清洁卫生；对于有过旅居武汉或与疫情严重地区归来人员有接触的，要配合社区和医疗机构做好居家隔离观察。

3. 接纳调节自己的焦虑状态

（1）觉察自身的焦虑症状

假如你有烦躁不安、难以集中注意力、入睡困难、胃痛、腹胀、腹泻、肌肉紧绷、口干、胸闷、轻微气喘、容易生气、暴躁、敏感、恐惧、头晕等不适症状，那么你正处于焦虑的情绪状态。

（2）找到焦虑症状背后的问题并与之对话

现阶段大部分民众的焦虑是对"新冠肺炎"的担心导致，属于现实性焦虑，是对现实的潜在挑战或威胁的一种情绪反应，是一个人在面临其不能控制的事件或情景时的一般反应。其特点是焦虑强度与现实威胁的程度相一致，并随着现实威胁的消失而消失，因而具有适应性意义。

当你觉察到自己处于焦虑状态后，首先要正确接纳自己的情绪反应，而后通过一些问题来理清自己的思路。

可以问问自己：

"我是因为害怕自己患上'新冠肺炎'？"

"我是害怕感染了病毒被隔离而远离家人朋友吗？"

"我是否担忧家人被感染？"

"我是否被网上传的各种信息吓着了？"

"我是否害怕感染了病毒就是患了不治之症？"

"我是否因为隔离观察导致正常生活被打乱而烦躁？"

……

找到问题后，把自己与问题分离。可以对自己说：

"我是我，问题是问题。"

"我的焦虑情绪是现实问题导致的而不是我自己出了问题。"

并尝试与问题对话，假如你的问题是："担忧家人被感染"，那么你可以在心里预演应对策略：做好防护措施，嘱咐家人出门戴口罩、勤洗手；与家人尽量待在家里；保持正常的生活秩序；注意饮食卫生；不接触野生动物；时刻关注家人的身体状况；与家人一起学习防护知识。

4. 做些自我调控心理压力的事情

（1）适当运动，管理压力

1）家居运动。家居运动的好处是能帮你减少精神上的紧张，增加心血管机能，增加自我效能感，提高自信心，降低沮丧；但是不要剧烈运动。研究证明，高强度运动后的人体容易产生免疫系统抑制反应，所以减少高强度运动，保持适当运动很重要。跳绳、瑜伽、跟着 App 锻炼，和孩子比赛用身体画圈等小游戏都可以尝试。

2）动手做事。做做饭，种种花，拖拖地，打扫一下卫生，整理房间，做好自我防护以及家庭消毒，就是给大脑很好的"目标感"，这些成果能够缓解我们的压力，减轻我们无能为力的感觉，降低焦虑和抑郁情绪。

3）休闲游戏。看看电影，听歌，学学书法，学习简笔画，织毛线、做十字绣等；把儿时的游戏再次体验一番；居家人士可以相约在网上玩一些益智类休闲游戏。

（2）保证睡眠，放松心情

睡眠是减压神器，睡眠时得到休息的不仅是我们的身体，还有我们的大脑。身体得到有效舒缓，才能更好地抵御病毒的侵蚀，或者就是单纯地洗洗热水澡，听听音乐，让身体能得到放松，转移注意力。保护好自己，正常工作，按时睡觉，不信谣、不传谣，就是此刻作为普通一员的我们为疫情能做的最大贡献。

（3）自我对话，调整认知

学会自我察觉和自我对话很重要。学会捕捉自己消极的想法，然后批判它，最后进行自我修正，用更理性的言行去改变认知。比如你感到郁闷："我真是太倒霉了，怎么一休假就碰上这事。"你可以对自己说："积极应对，战胜困难。"再把"我的休假又泡汤了"变成"我没有生病就是幸运的，相信这会是我人生中一段很重要的经历。"当我们把一个想法很明确地、清晰地说出来，我们因此而照它去做的可能性往往要大很多。同时，可以看一本书，制作一个PPT或思维导图，用这种模式和自己对话；也可以在网上学习一门感兴趣的课程调整心态和认知。

（4）加强沟通，帮助他人

当我们感到心情烦闷时，可以通过网络或电话找家人、朋友、专业的心理咨询师去倾诉，劝说朋友和家人不要外出，做好消毒、洗手、戴口罩等措施；如果你和家人在一起，不要过度关注疫情发展情况，把关注度留给身边最需要你陪伴的人。你甚至可以通过帮助别人，互相鼓励，增强信心，比如：组织一些互助群；帮助留在湖北的家人、朋友远程做一点有用的事；或者陪他们聊聊天，帮助他们稳定情绪、增加信心等。特别是要和孩子在一起，对于这场灾难，孩子绝对不是置身事外的，而是真实地生存于恐惧之中，特别是互联网时代，有些孩子都有独立阅读网上信息的能力，他们心中会有一堆疑惑、想法。父母无须回避，而是要采取正确的方式，告诉孩子，究竟发生了什么，给予他们更大的关怀。

（5）适应变化，接纳情绪

不管哪种隔离，必然使自由受到限制，可能会造成暂时的慌张、不知所措，这是很自然的反应，不必过分强制要求自己保持镇定。压抑情绪反而会影响心态，降低免疫力。如果你感到愤怒、忧郁，这时候，需要给自己找一个适当的发泄口。如果感到沮丧、孤独、被抛弃，可以打电话给有同样处境的朋友，相互鼓励、倾诉、增强信心；如果焦虑感来临，建议你选择其他可转移注意力的方式，做一些想了很久却一直没有开始的事情，帮助焦虑情绪消退。如果你很难打消这些念头也没关系，可以带着这些念头去做其他的事，虽然会分心，但是还是要让自己"动"起来，即使在隔离病房中也可以进行适当的运动，不要总是坐着或躺着。

（6）规律作息，保持稳定

给自己制作一份规律的作息时间表，尽可能地把生活品质维持在以往水平：有工作时段、休息时段、娱乐时段、运动时段、进餐时段等，按时睡觉，每日照做。稳定感对于应对未知非常重要。

（7）照顾自己，关爱他人

采取"直面"的方式，接纳当下。和家人坦诚地谈论与疾病有关的信息、主动解决生病时遇到的生活问题等。相信医生，谨遵医嘱。关怀他人能提升自我效能感，即使在隔离的空间内，你也依然可能成为一个助人者，能够找到帮助其他人的办法；保持与外界的沟通。不管是与他人倾诉，还是记录自己的情绪日志，都会很有帮助；一定要理性获取权威来源的资讯，避免不必要的恐慌。

应用正念观呼吸缓解焦虑情绪

1. 平时很理智的我，现在怎么会有恐慌的心理

人们认知事物，在头脑中有对事物相对应的固有模型，一个新事物来临的时候，当它超出我们的头脑固有的认知模型的时候，我们都特别希望通过了解更多相关信息而能够选择做出更多的防御措施。不过，人的心理认知常常为了做出更多的防御而无意中泛化了"灾难"事件，这就造成我们在信息不对等时将恐惧扩大化，导致恐慌心理产生。

2. 正念观呼吸可以缓解我的恐慌情绪

正念是什么？ 1979 年，美国麻省理工学院分子

生物学博士、马萨诸塞州医学院的荣誉医学博士乔·卡巴金（Joe cabagin）为减轻长期疼痛患者的压力和痛苦，首创"正念减压疗法"。正念（mindfulness）就是通过有目的地将注意力投注于当下，不加评判地觉知一个又一个瞬间所呈现的体验而涌现出的一种觉知。正念的内涵包括两方面：一是注意聚焦于当下，沉浸于正在发生的事情中；二是以一种不评判的态度去接纳所注意的内容。正念观呼吸，就是把我们自己自然的呼吸作为观察的对象。

正念对缓解恐慌的步骤：当我们出现不同程度的恐慌时，我们可以暂时回避家人，在家中找一个安静的地方坐下，放松全身，身体挺直而不僵硬地坐着，臀部踏实地坐在凳子上，双脚稳稳地踩在地板上，可以选择微微闭上双眼。

开始正念呼吸练习前，先做三个深呼吸调节全身。吸气时，给自己放松全身的指令，随着深深地吸气，放松你的全身；随着缓缓地呼气，从头到脚让自己放松，随着两次深呼吸，自我引导，使得身体随着我们的深吸缓呼慢慢放松下来。

正念观呼吸的窍门：练习中，我们要把握正念减压疗法的两个内涵，把自己的全部注意力放在自己的呼吸上：如实"观察"自己的呼吸，不必刻意调整呼吸，只需要"观察"自己呼吸原本的样子，如实"感受"自己的一呼一吸，清楚地感知到自己此刻正在呼气。让我们的注意力紧紧地跟随着我们的呼吸，感受我们呼吸本来的自然状态，是深的，就感知

正念观呼吸音频

你此刻呼吸的深；是浅的，就感知你此刻呼吸的浅。在练习的过程中，保持身体的放松，从头到脚处于稳定而舒展的状态。

随着正念观呼吸的练习，全身慢慢处于一个放松的状态，注意力从对事件的恐惧中慢慢转移到当下。

初次练习时，我们还无法控制我们头脑的胡思乱想，依然会出现担心、焦躁等情绪，不必责怪自己。正念的第二个内涵是不评判的态度。我们应不带评判地"看着"我们头脑中的这些想法，当它们出现时，我们只要感知到它们。也许思绪会被它们牵引几秒钟或者几分钟，不必责怪自己，当意识到自己跑神时，再悄悄地将注意力带回到呼吸上。跟随着呼吸，时刻感知着我们的呼气和吸气，感知着我们呼和吸的起始和结束。刚开始练习时，我们可以先练习5分钟，再增加到10分钟。随着练习不断进行，头脑的胡思乱想，恐慌、焦虑也逐渐减轻，慢慢地进入稳定而平静的状态。

36 **突如其来的心慌气短，只需"镇静技术"来帮忙**

刷新闻关注"新冠肺炎"疫情数据，大概是最近一段时间大家每天必做的事。你有没有在某天某刻，再次默默对着疫情图，发愁疫情何时才能结束时，突然感觉胸口憋闷，呼吸不畅，然后心里"咯噔"一下，怀疑自己"中招"了呢？

这种感受可能出现在很多人身上——明明没有去过疫区，没接触过病患，也没发热，却总是感觉自己心慌、胸闷、喘不上气。而且这种感受很可能出现在关注疫情态势，或者刚刚浏览过病情诊断要点时。别着急去医院！这可能和病毒无关，只是因为我们每天面对着大量负面消息的刺激，身体进入了一种应激状态。

1. 应激状态可能带来的不良反应

应激状态是指当在面临一个重大事件或情境时，我们现有的处理问题的方式没法解决当下的问题时所产生的一种不适应状态。当身体处于应激状态时，常会出现一些特定的生理反应，比如心跳加速、呼吸急促等，同时，我们身体的消化系统可能会暂停工作——

所以我们时常听到"紧张得我喘不上气""气得我血管突突跳""伤心得没有食欲"等，这其实都是身体本能地在对我们进行保护。试想一下，当你面对一头野兽时，这些反应会给四肢和大脑提供更多的能量，来帮助人们及时进入逃跑或战斗状态。所以这种应激反应是生物进化的结果，不用过于担心。

针对这种情况，我们特别为你准备了保持镇静的技术，这是一套在你出现应激反应时，能够通过改变你身体化学机制来缓解过度应激状态的技术。它可以帮助你迅速冷静下来，以便做出理智的思考和判断。

2. 保持镇静，应对应激反应的几个技术

这里向大家介绍两种常用的保持镇静技术（Jill H. Rathus & Alecl L. Miller）。在需要时，这两种方式也可以结合起来使用。

（1）降低面部温度技术

当我们的身体浸入冷水时，心率会降低，这将帮助我们很快平静下来。因此，将脸浸入冷水时，就会有放松的感觉。这一技术的操作方法非常简单：准备一盆冷水（不要低于10℃，否则可能会引起面部疼痛），弯腰，屏住呼吸，将脸浸入冷水中 10 ~ 20 秒，如果你很难坚持这么久，也可以缩短时间。然后抬起头，呼吸，重复三次这个过程。水温越低、浸入的时间越长，则越有效。

需要提醒的是，使用冷水放松能迅速降低心率。个体如果患有心脏疾病，或因服药、其他治疗问题、厌食症或暴食症等原因心率低于一般水平，那请不要使用这一方法。除非获得医生的许可，任何易患感冒的人都不建议进行冷水练习。

你也可以选择坐在椅子上，将冰袋、冷凝胶眼膜、装有水的封口袋、湿冷的毛巾或冷汽水放置在脸颊上。为了避免对脸部的刺激，冰袋或其他用品可以用毛巾或纸包裹后使用，湿的一面与脸接触。在冷敷过程中，也可以屏住呼吸来增加其效用。对于一些人来说，仅仅洗个冷水脸也会有效果。

不过，冷水的身体效应比较短暂，如果你持续地关注触发情绪的事件，失控的情绪可能会再次暴发。因此，使用此技术的关键在于为自己争取理性思考和判断的时间。

（2）有节奏的呼吸技术

有节奏的呼吸需要将你的呼吸节奏放缓，并且保持呼气比吸气时间更长。争取每 10 ~ 12 秒完成一次呼—吸，这个过程将会通过激活副交感神经系统，以有助于我们的身体进入放松状态，从而有效缓解失调的情绪。这个方法，可以在任何地方、任何时间使用，因为我们仅需要关注呼吸。

如何练习呢？请准备一个秒表或有秒针的时钟，

然后按照以下方法进行练习:

①将你的手置于腹部，注意每一次呼吸腹部的起伏变化。吸气时腹部鼓起，想象将气体存入腹部；呼气时腹部收缩，想象将肚子里的气体全部呼出。腹式呼吸是我们想要的方式，避免使用胸腔呼吸；②数数你 1 分钟内呼吸了几个周期。一个完整的呼吸周期包括吸气和呼气；③之后，开始练习有节奏地呼吸。你可以使用钟表或手表来为呼吸计时，或者在脑海里计时。让呼吸慢下来，呼气时间长于吸气时间。试着每一个循环吸气 4 秒，呼气更长一些，维持 6～8 秒，或 10～12 秒。练习时间为 1 分钟。我们的心率在吸气的时候加快，并且在呼气的时候减慢，因此，我们希望延长呼气时间，产生舒缓的感觉来启动副交感神经系统。

需要注意的是，一些学习者可能会说，长呼气让他们感觉不舒服，甚至会加重呼吸不畅的感觉。我们的建议是，请在平时多多练习。随着练习次数的增加，你会熟悉这种呼吸的方式，在应激状态下使用时才会得心应手。在练习中，不能延长呼气时间也没关系，仍然可以通过练习缓慢地深呼吸体验到放松的感觉。这种深呼吸每个周期尽可能达到 10 秒，重点是保持比平时更加缓慢地呼吸节奏，使吸气的时长小于呼气的时长。

37 构建"心灵小屋"，缓解焦虑，改善失眠

为防止新型冠状病毒扩散传播，居家隔离就是对消灭疫情的最大贡献。可是在家宅久了，作息不规律、生活不稳定、不安全感等因素明显增加。心理学研究表明，稳定和安全是人的重要需求，安全感意味着掌控感，抗"新冠肺炎"疫情期间，不可控是失去安全感的重要因素，容易导致人情绪压抑、烦躁、偏执、易激惹、心态不稳等。然而，越是非常时期，越要保持平和的心态，因为愉悦的情绪能够激活人的生命力，增强人的免疫力。

为缓解焦躁情绪，可构建自己防毒、安全、舒适的"心灵小屋"，在这间"心灵小屋"里，你能感受到宁静、祥和与惬意，这样的"心灵小屋"是释放压力的一种有效手段，能安抚你的心灵，让你的情绪稳定下来，增强你的掌控感和安全感，在抗击疫情中给你支撑。

1. 构建"心灵小屋"

这间舒适的"心灵小屋"在你的想象中构建，使自己感到舒适和惬意的地方，或乡间，或海滨，或森

林，或沙漠，或草原，总之是你最喜欢的环境。然后在这个环境里再构建一个小屋，用你喜欢的材料盖一间房子，可以是别墅，也可以是小木屋。如果你觉得不安全，可以给房子围上围墙，也可以养两条狼狗，喷洒消毒液，让你获得安全感。用对你来说最宁静、最提神的东西来装修这间屋子。墙面的颜色是你最喜欢的"愉快"色调。屋子的装饰朴素简单，干净整洁，一切都井井有条。简明、安静、美丽是它的基调，屋子里有你喜欢的舒适座椅，从一扇小窗户向外看去，你能看到美丽的海滩。海浪向沙滩涌来又退去，但是你听不到它们的声音，因为你的屋子特别安静。

当你产生强烈的孤独感时，可以带一些喜欢的物件。这个地方没有任何压力，只有美好、舒适、充满爱意的东西存在。

在想象中建这样的房子时，你要全身心地投入，就像真的在盖房子一样，不要让"这有点孩子气"的想法使你半途而废。

2. 走进"心灵小屋"

下面伴随着轻松的音乐，我将带大家一起走进舒适的"心灵小屋"。

现在，请你闭上眼睛，在内心世界里找一找，有没有一个让你喜欢的地方，让你感到非常舒适和惬意。它应该在你的想象世界里，也许它就在你的附近，或

心灵小屋音频

者离你很远。

你可以给这个地方设置一个界限，让你能够决定哪些有用的东西允许带进来，真实存在的人，即使是好朋友也不要邀请过来，因为与他人的关系可能带来不舒服的成分。

别着急，慢慢考虑，找一找这么一个舒适、安全、惬意的地方。

让它出现，无论出现的是什么，就是它啦。

进入之后，在想象中踏上"楼梯"进入自己的"房间"。"我现在在爬楼梯；我现在在开门；我现在进来了。"在想象中，要注意所有安宁、恬静的细节。让自己坐在喜欢的椅子上，身体完全放松、心态平和。在这里，没有任何病毒，任何事情也打扰不到你。不必恐惧，不必烦恼。

当你来到这个地方，请环顾左右，可以让自己完全放松。请你用心检查一下，有一点很重要，那就是你应该感到完全放松、绝对安全、非常惬意。

你的眼睛所看见的让你感到舒服吗？如果是，就留在那里；如果不是，就变换一下，直到你真的觉得很舒服为止。你能听见什么，舒服吗？如果不是，就变换一下，直到你真的觉得很舒服为止。温度是不是很适宜？如果不是，就调整一下温度，直到你真的觉得很舒服为止。你能不能闻到什么气味？舒服吗？如果不是，就变换一下，直到你真的觉得很舒服为止。如果你在这个属于你的地方还是不能感到非常舒服和惬意的话，这个地方还应该做哪些调整？请仔细观察，在这里还需要些什么，才能使你感到更加舒适和惬意。

把你的心灵小屋装修好了以后，请你仔细体会，你的身体在这样一个舒适的地方，都有哪些感受？你看见了什么？你听见了什么？你闻见了什么？你的皮肤感觉到了什么？你的肌肉有什么感觉？呼吸怎么样？腹部感觉怎么样？

请你尽量仔细地体会现在的感受，这样你就知道，到这个地方的感受是什么样的。如果在你的小屋里感觉到舒适，就请你设计一个特殊的动作。以后，只要你一摆出这个动作，它就能帮你在想象中迅速地回到这个地方，并且感觉到舒适。请你带着这个动作，全身心地体会一下，在这个"心灵小屋"的感受多么美好……撤掉你的这个动作，回到这个房间里来。

当你烦躁或者劳累时，就不妨到你的舒适小屋中休息片刻。它能够让你重新变得精神焕发。这不是浪费时间，而是"时间投资"。

38 对焦虑进行阻击的三个角度

一场突如其来的公共卫生事件使不论是身处疫情中心备受折磨的百姓，还是奋战在抗疫前线、不畏艰辛的医务工作者，哪怕是远离疫情，尚处在"安全岛"的普通大众都倍感压力。有些人平时乐观开朗、百无禁忌、能吃能睡，但自从疫情暴发以来，自己不自觉地在工作、学习、生活等各方面都表现出一定的焦虑和担心，逐渐有些风声鹤唳、草木皆兵，尤其是担心自己或家人不小心"中招"，要面对隔离、病痛，甚至生离死别……，虽然明知在国家的强力控制下，疫情正逐渐向好，然而担忧仿佛在心里生了根一样，非但没有缓解，反而愈演愈烈，明知不必要，却也难以自控，甚至出现紧张易怒、坐立不安、茶饭不思、睡眠不佳、肌肉紧张、注意力差、容易疲劳，有的还会却毫无征兆地出现头痛头晕、胸痛、心慌、气短、恶心不适或窒息感、出汗等身体症状，但去医院反复检查，都没有发现明确的病因，在家待着难受，反复就医又担心染"毒"，结果再次陷入"恶性循环"。

焦虑、恐惧、担心原本是人类为了适应生存所作的正常反应，面对危险和威胁，焦虑与恐惧是保护我们自身的第一道屏障。问题在于如果我们过分焦虑，这种保护屏障就如同我们的免疫系统过分亢进，反而会吞噬了我们自己的身心健康。

那么大"疫"当前，我们应该如何应对焦虑呢？一般来说，可以从生物—社会—心理三个方面对焦虑进行阻击。

1. 生物学角度

对于严重的焦虑，应及时就医，经心理或精神专科医生诊断后，可以使用药物对焦虑障碍进行有效地治疗，目前临床上常用的抗焦虑药物有草酸艾司西酞普兰/西酞普兰、盐酸舍曲林、盐酸氟西汀、帕罗西汀等，这些药物在抗抑郁的治疗中也出现过，只是在抗焦虑治疗中可能需要更大的剂量。另一类抗焦虑药物是苯二氮䓬类药物，也就是我们平常所说的镇静催眠药（安眠药），由于这类药物具有依赖性，在临床上一般短期使用，快速控制焦虑症状。

2. 社会学角度

选择规律而健康的生活方式可以有效缓解焦虑，如健康的饮食、充足的睡眠、规律而适度的体育锻炼，可以有效地缓解焦虑、减轻压力。然而由于疫情扩散，许多人无论是作息、饮食还是锻炼都受到很大的影响和限制，这时，我们需要删繁就简、因地制宜，比如锻炼时，尽量选择平板支撑、拉伸、瑜伽等对场地要求不高的项目；有需要隔离或在家观察的朋友可以制订作息时间表，将生活安排得尽量丰富多彩，劳逸结合，规律作息；另外，寻求家庭支持（家庭其他成员的无条件接纳和抱持），加入支持性团体（与遭受同样痛苦的人相互勉励）都可以有效对抗焦虑。在目前疫情的条件下，可以在网上或线上进行相关的活动，如定期与家人通话，定期通过网络，参加正规、可靠的支持性团体的线上活动，进一步夯实心理防线。

3. 心理学角度

心理咨询和心理治疗可以有效地缓解焦虑和紧张感，与药物治疗相结合，效果尤佳。目前线上咨询已经蔚然成风，在当前的疫情控制条件下，更显示出其无可替代的优势，值得尝试。另外，可以在家中自主学习一些基本的自我放松和疗愈的技术，如正念、冥想、放松等训练，每天坚持练习，可以进一步巩固和稳定心理治疗的效果，必能事半功倍。

最后，借用德国著名哲学家尼采的名言，送给在这场战"疫"中奋战的勇士们——"那些没有消灭你的东西，会使你变得更强大"。而对于饱受焦虑困扰的朋友们来说，哪怕是噩梦，也总会醒来，让我们用歌声迎接黎明！

如何抵抗"朋友圈"焦虑综合征

1. 朋友圈传递"疫情声音"的特征

朋友圈传递的信息依赖于传递者的好恶与欣赏，本身就属于信息的断章取义型传递。特别在疫情发生阶段，人们受发朋友圈者的信息来源的局限，以及疫情恐惧带来的高度敏感，往往将平时自己不信的信息信以为真。以下罗列集中朋友圈"疫情声音"的特征：①扁平化：新媒体时代，人人都是疫情信息的"传声筒"；②碎片化：朋友圈的"疫情声音"往往不系统、不全面，存在为博眼球而传播的片面信息；③信息量大："××地又发现武汉籍发热患者""钟南山院士发声"……这些信息与"爆炸性新闻""病毒式传播"相类似，且往往呈现"对抗性观点"，信息判断更困难；④主观性强：朋友圈往往是"朋友"看到或者听到的信息，带有鲜明的"朋友"观点。

这些"疫情声音"，都是在朋友圈传播的，它们同样是网络舆论，同样会利用互联网传播从而造成较强影响力的、倾向性的言论和观点。

2. 刷朋友圈，我们应当注意什么

自己内心要建立一个朋友圈的管控机制，才能不被牵着走。①警惕聚合反应下的理性遮蔽。新媒体时代，信息叠加、高度关联、"井喷"传播，让各种"疫情声音"以集体的方式涌现在人们眼前。尤其是疫情信息，通常是以博眼球的标题和迎合民众恐慌心理的内容，冲击着我们的理性防线。朋友圈更是如此，因为这些大多是"亲朋好友"的声音，更能够激起我们的感性认同，而非理性思考，那些谣言如"喝酒杀毒""吸烟防病"就是这样在朋友圈大肆"传染"的；②警惕双重异化中的情绪失控。传播主体在发布疫情信息时的"加工"，以及传播受众在接收疫情信息时的"再加工"，共同构成了疫情信息传播的双重异化。这样的双重异化，以疫情为主要内容时，就更容易调动民众的集体情绪，引起失控"发声"；③警惕虚拟社交群内的真相不明。信息叠加的强烈排挤性，往往容易形成同类信息场，微博等其他平台是利用算法推送，朋友圈则点燃了"圈内人"的热切关注，要么是正面信息引发"圈内人"的狂欢，要么是负面信息宣泄"圈内人"的愤怒与"新冠肺炎"相关的疫情信息，引发的正是武汉甚至湖北省以外的全国"圈内人"的愤怒，大家表面在朋友圈争相传递"武汉加油"，却在行动上对"武汉人"严防死守，不论其带病与否，也就无从考虑事实真相。

朋友圈是"亲朋好友"的交流场，是"圈内人"的聚集地，面对汇聚而来的各类信息，我们一定要稳住心神、理性判断，在信息不明时避免造谣、传谣，积极传递正能量！

3. 面对"新冠肺炎"疫情的信息，我们该怎么做

冷静理性的思维模式，相信主流媒体声音，就是战胜疫情对心理影响的关键。具体的我们应做到以下几点：①克制冲动，冷静思考。面对这些信息，我们首先避免各类"博眼球爽文"的刺激，平复冲动表达的情绪，冷静思考分析，辨别信息真伪；②理性判断，兼听则明。在分析辨别的过程中，我们要保持自身的理性思考，要通过分析信息来源、传播渠道，针对信息内容采百家之言，综合判断，兼听则明；③坚信主流，杜绝谣言。针对前述几类信息，我们要相信主流媒体的发声，坚信主流观点的表达，确信党中央有信心、有能力团结带领广大人民群众取得与疫情斗争的胜利。面对政府信息公开理性思考，面对广大批评声音理性回应，面对谣言坚决抵制；④积极行动，共渡难关。一经判断，迅速行动，积极响应权威专家在防范疫情上的号召，积极配合当地政府在防范疫情上的举措，不畏困苦，共克时艰。

如何辨别疫情中的不实言论

1. 疫情防控网络谣言信息特点

某网友发微博造谣武汉某医院存在尸体无人处理，但此谣言很快就被共青团中央辟谣。通过这个事例我们可以发现，此类网络谣言有以下几个特点：①断章取义，东拼西凑，从而制造恐慌情绪。造谣者往往是先捏造结论，然后再采取拼接素材、移花接木的手段，将一些完全不相干的事件强行联系，从而为结论提供支撑，达到其制造恐慌的目的；②夸大其词，带乱节奏，从而影响公众健康。如通过各方抽调力量驰援武汉就胡乱断定"武汉十万人感染"等毫无根据的言论，使得大众看到如此巨大的数字之后会产生强烈的心理不适感；③贩卖焦虑，刺激大众，从而引发极端事件。造谣者多以政府防疫不力、疫情持续加重等话题进行造谣，持续激起群众的焦虑情绪，引起舆论，扰乱政府的防疫工作。

2. 传播网络谣言信息的心理原因

其实大多数传谣者均是无意的，那是什么原因使他们也成为谣言的接收者和传播者呢？①自身认知水平不足，缺乏对信息的甄别能力。多数传谣者深信"眼见为实""感觉先行"，殊不知所谓的"证据"也完全可以经过断章取义、后期制作而完成；②自身应激状态持续，缺乏对信息的判断能力。多数传谣者未必不知道所传的可能是谣言，但为了表达自己的不满也就懒于深入分析判断，不停浏览手机上的负面信息，是进入应激状态的表现。没有经过特殊训练，背后没有专业支持的个体，不宜过分暴露在过于大量的信息流之下，因为自身会不自觉卷入，被替代性创伤；③自身焦虑情绪较重，缺乏对信息的分析能力。长期居家隔离，容易产生焦虑等情绪，对于接收到的信息自然不愿意进行过多思考了。

3. 抵制网络谣言信息的心理技巧

抵制网络谣言信息的心理技巧从以下两个方面考虑：①提高自身认识水平。我们要关注新华社等官方媒体的发声，凡是日常发的消息很少、所发消息和日常生活关系不大的微博号、新注册的号、粉丝朋友很少的号，发的消息大都不可信，再就是打着"我朋友说""我同学他二舅的领导说""政府内部的亲戚说"……这类不指明具体人物、时间、地点的，几乎者是谣言；②保持足够理智情绪。对于沉湎于有关信息而导致身体产生应激反应的（通俗地说，你是一个健康的人，总是看这种让人紧张的信息，也会感到自己是生病的），遇到这种情况，要放下手机，去休息、锻炼、看书，从负性情绪中脱离出来；③同时也可以在微信小程序中搜索"微信辟谣助手"并进入，然后搜索某条信息涉及的关键字，就可以找到所有关于这条关键字的谣言；④切忌完全闭塞信息。因为害怕谣言而完全拒绝接收信息就会走入另一个恐慌的极端，也会使造谣者割裂舆情的目的得逞。其实这是大可不必的，因为信息里面的谣言毕竟只是少数，我们只要坚持实事求是的原则，认真地进行分析判断，就能产生对谣言的免疫力。

在这个时候，无论政府还是个人，都应该把毛主席的这段语录作为座右铭："我们需要的是热烈而镇定的情绪，紧张而有秩序的工作！这个时候，要反对一切失败主义、取消主义！"

最后再给大家提供几个平台：

可以上【腾讯新闻较真平台】查询有关"新冠肺炎"的具体信息；

"新冠肺炎"疫情实时动态专题【人民日报·丁香园】（为保证安全，尽量不用网站的网址，确保网站引用安全，如果确实需要引用，尽量直接用网站的中文网站名表示）。

高考备考在即的同学如何自我调节？

2020年1月23日，教育部再发通知，要求教育系统做好新型冠状病毒感染的肺炎疫情防控应急预案工作。各地教育行政部门和各高校纷纷响应，推迟艺术类专业校考、高水平运动队、高水平艺术团等特殊类型考试，具体考试时间安排视疫情控制情况另行通知。

如此，可以证实前段时间"推迟各类考试"的消息，彻底将跃跃欲试的备考生们"困"在家里。一时间，部分"在家"备考的考生心态都"崩了"，微信、微博上纷纷开启了"比惨大赛"："我是2020届艺考生""这有什么，我是美术生""有我惨吗？我是上届复读的美术生"……吐不完的苦水、道不尽的心酸。

1. 备考生隔离在家，心里怎么"想"

面临这样的突发情况，除了极少数人能够表现得云淡风轻，绝大多数备考生或多或少会存在以下的不良心态：①焦虑心慌。备考的心理压力，考期不定的突发情况，放大了内心深处的焦虑和恐慌，部分备考生出现坐立不定、寝食难安，严重的甚至产生失眠、头晕等生理症状；②烦躁易怒。"飞来横祸"让备考生备考期烦乱的心情更加急躁、紧张敏感，简单的小事也能够轻易点燃怒火，产生冲突；③情绪失控。"按部就班"的复习计划落空，备考生放大的焦虑和烦躁情绪指向自身，"表面强装镇定、实则无心应考"，或向外宣泄，"歇斯底里地大哭、口无遮拦地指责"。这些不良心态，无益于安心备考，甚至威胁备考生的身心健康。

2. 备考生隔离在家，因何而"慌"

备考生隔离在家，"慌"的原因主要有三点：①打破计划，面对未知。既定的备考计划被全盘打破，从选择目标学校到制订复习计划，从备考方向到备考内容，从准备专业考试到准备文化课考试，全部需要重新谋划。更为关键的是，考期不确定让随后的文化课复习时间大幅度缩短，这一切都是未知。正如著名作家霍华德·菲利普·洛夫克拉夫特（Howard Phillips Lovecraft）所说"恐惧来自未知"，对于在家备考生而言，"焦虑来自未知"；②备考不够，本领恐慌。除极个别视考试如吃饭、喝水一样简单的备考生外，绝大多数人只有不断复习备考，让自己心中有数，才能"把考试当作平时"。突如其来的疫情，打乱了备考生的备考节奏，也会让难度很大的专业考试发生更多变数，本就难以预测的考试方向变得更加不可捉摸，恐慌在未知中被不断放大；③信息阻塞，真假难辨。"在家"的状态，其实是信息闭塞的状态：网络上铺天盖地的疫情干扰、同级备考生传递的小道消息、官方平台经常滞后的"权威"声音，信息看似充分，其实过剩。一方面各种信息纷乱复杂、真假难辨；另一方面我们对信息的信任度是与信息的相关性成正比的，本着"宁可信其有、不可信其无"的想法，即使是传言有时也会动摇备考生的心智，产生"心慌"。

3. 备考生隔离在家，要怎么"办"好

备考生沉住气，稳住心神才能战胜一切担心，主要做到以下几点：①屏蔽传言，做"闭关修炼者"。无论是登录学校官方网络平台，还是与招生办电话联系，都应当从权威平台获取报考学校、报考专业、考试时间等一手可靠信息。结合其他诸如往年备考生的意见和补习学校的信息加以判断，简单参考。如实告诉自己，屏蔽传言，杜绝一切"小道消息"，"闭关修炼"，专心复习；②改变认知，做积极实践者。尽管计划被打乱，尽管考期被延长，但延长的时间何尝不是我们更加充分复习的机会？正如有微博评论，"艺考的对手永远是其他备考生，而不是政策、考题、天灾，因为这些对大家来说是一样的。"转变思路、迅速调整、沉心静气、积极面对，考试中你才有能力发挥平时的水平；③周密计划，做局面的掌控者。"我的考试我做主"，根据权威信息重新制订备考计划，结合自身优势和短板有侧重地展开复习，巩固专业知识，提高应考能力，掌控自身"应考局面"；④防护病毒，做身心守护者。疫情的迅速扩散，牵动着全国民众的心，也牵动着父母的心。备考生非常时期隔离在家，积极备考的同时，也要主动关注疫情，防护病毒，勤洗手、多通风，坚持锻炼，劳逸结合，守护身心健康；⑤坚持备考，做永不言弃者。参加任何一场考试，都是一次考验，即使考期未定也不例外。排除杂念，勿言放弃。这里，我要告诉你，"坚持走上考场，你就打败了至少20%的对手"。坚持到底，胜利就在眼前。

 做好家庭管理员，守护家人身心健康

1. 心理保健员

全天待在家，如果你一直都处于焦虑烦躁、担心抱怨的状态，那么不管是孩子还是老人都会被你的坏情绪影响。现在你要做的首先是接纳和调整自己的情绪，然后才能更好地关爱家人。如果坏情绪来袭，做几个深呼吸，你的心情很快就能平复下来。如果你也被疫情信息所裹挟，不妨和我们一样，尽量控制自己每天接收有关信息的时间不超过1个小时，不道听途说，只关注必要的信息，减少信息杂音。这个方法虽然简单，但有效，我们用物理隔离的方法，把引起负性情绪的信息杜绝于门外，不见、不听、不闻、不问，心不烦。

2. 病毒科普员

这个假期，你可以好好和孩子、老人一起来了解有关病毒的故事，这个过程可以成为家人共度的好时光，既能学习新知识，又能减轻焦虑，何乐而不为呢？

3. 防护监督员

教会老人和孩子如何正确洗手、正确戴口罩，相信科学，减少出门，减少风险，学会正确的防护方式，可以把监督员的任务交给孩子，让他们每天督促大人们戴好口罩，回家后正确回收处理废弃口罩。相信我们，只要交给孩子一个任务，他一定会比大人更加认真严格地执行。

4. 家庭娱乐员

可以和家人一起做游戏，大家平平安安的同时，也能快快乐乐地渡过这个假期。①身体运动：适当的运动有益健康。除了每天必须进行的体育锻炼，还可以开展趣味运动会，比如两人三足、花样跳绳比赛等；②益智游戏：还记得小时候和爸爸妈妈一起下跳棋吗？那份温馨甜蜜一直在我们的记忆中。现在的桌游更加丰富，飞行棋、扑克、谁是卧底都是超有参与感的游戏；③做手工：剪窗花，折飞机，把一些废弃纸盒、纸箱做成交通工具，还可以用全开的纸张包住整张餐桌，跟孩子一起随意涂鸦，也可以画成轨道或者战场，跟孩子一起玩对战的游戏。

这些活动简单又有趣，只要你多花那么一点点心思，你的生活就会被笑声点亮。

在这个特殊时期，我们能做的就是：做好家人的预防，不外出，不串门，不转发谣言，不肆意发泄情绪，不给社会添乱，做好"家庭四大员"，对国家多一些信心，把关注度留给身边最需要你陪伴的人，营造一个祥和的家庭氛围。

43 一线医务人员如何向患者告知诊疗信息

一线医护人员在患者看来就是权威信息的传递者，恰当的告知是一种专业的关心与理解。回应患者的疑问与期望，带给患者希望与陪伴，可以缓解患者和家属的恐惧心理，更能给患者和家属带来战胜疾病的信心，信心就是消毒液，信心就是免疫力。

1. 患者的正常心理反应

面对危及生命的疫情威胁时，任何人都可能出现一些与平常不同的心理反应，包括对疾病的恐惧，对干预措施的担心，对染病的愤怒或对疾病能否及时控制的担忧甚至绝望等。而作为"新冠肺炎"疑似患者、确诊患者及其家属，可能还会出现更激烈的反应（如谩骂他人、不遵医嘱、违反规则等），这些情绪和行为不仅会影响患者自身的治疗，还会给医护人员的工作开展带来困难，因此，如何把相关医疗信息传递给患者及其家属，对一线医护人员来说是一项重要工作。

2. 如何告知患者医疗信息

首先，一定要评估患者的情绪状态，询问其已经知道的与期望知道的信息，了解患者的理解能力和对信息的接受程度，这样可以使得告知工作更具个性化和有针对性。医护人员需要了解的患者反应包括：迫切需要关注和治疗的渴望；对身体的过分担忧，不合理地要求反复进行医学检查和保证；对死亡的恐惧；对疾病过度紧张而引发的情绪极度不稳定，甚至情绪激惹；思维的偏执化、灾难化想法，难以听取别人的意见；对生病、对社会觉得不公平；逃避医生的检查和救治，不遵从医嘱；对周围人要求苛刻或者过分依赖医生、护士等。

（1）针对"疑似"患者

要基于事实来回应"疑似"患者及家属的疑问。例如：为什么被诊断为"疑似"，目前针对"疑似"的措施是什么，患者该做哪些积极配合；其他"疑似"患者有何好消息，如果病情继续发展，下一步治疗计划是什么。在告知不确定或者不好的诊断及疗效信息时，医护人员需告知患者可以做的努力有哪些，从而降低患者的绝望感。

（2）针对确诊患者

确诊患者及其家属情绪反应会更加强烈，一线医护人员要将重要信息先告知家属，要家属了解患者的整个诊治过程。在面对不同患者和家属时，需要依据不同情况采取不同的告知方式。原则上，先安抚患者情绪，再慢慢逐渐告知患者病情，可以先告知患者确诊为新型冠状病毒肺炎，需要住院隔离治疗，一定要告知其这个疾病是可治愈的，任何时候医护人员都会与患者在一起；同时告知家属患者的疾病严重程度、预后判断等，要求家属和密切接触者需居家隔离，注意是否有发热等不适症状，告知家属若出现身体不适后正确的就诊流程。对于情绪稳定、心理承受力强的患者，建议家属在场的情况下，直接告知疾病相关的诊疗计划，隔离治疗的必要性与过程、隔离注意事项等。

信息是心理稳定的重要因素，不确定的、不一致的信息容易引发恐慌；积极的、专业的、确定的信息则帮助患者心理稳定。一线医护人员要鼓励患者为自己的健康与生命而不懈努力，树立战胜新型冠状病毒的信心。

赶走焦虑，和我们一起做蝴蝶拍

　　"新冠肺炎"高发时期，患者与医生都很担心被传染，承受着巨大压力，医务工作者都明白良好的心理状态对于提高我们免疫力的重要作用。调整自己和帮助患者缓解压力，稳定情绪成为当前一项很重要的工作。"蝴蝶拍"是一种简便、实用的方法，能够让人迅速恢复平静、稳定情绪，让大脑冷静思考，做出正确的判断，尽可能地保护人的身心健康。

　　蝴蝶拍，顾名思义，就是像蝴蝶一样，拍打翅膀，又好像我们拥抱自己、安慰自己，可以促使心理和身体进入一种"稳定"的状态。从生理学的角度讲，这个练习是通过对身体进行双侧刺激，促进信息加工，激活副交感神经，从而使我们的情绪稳定，让我们获得安全感和愉悦感。（以下为蝴蝶拍文字稿）

　　准备好了吗？下面，请跟随我一起做。

　　请你在一间安静的屋子里，以非常舒服的姿势坐着，全身放松，双眼可以闭上，也可以微微眯着。

　　非常好，做一个深呼吸。

　　下面，请把手臂交叉放在胸前，左手手掌可以触碰到右侧锁骨中间偏外侧的位置，右手手掌可以触碰

缓压蝴蝶拍音频

到左侧锁骨中间对称区域，双手模仿蝴蝶的翅膀，轻轻地、慢慢地拍打自己。

一边轻轻拍打自己的肩膀，一边做一个深呼吸，而白天我们出诊的场景，此刻，能够一幕幕地出现在你的脑海当中，仿佛过电影一般，你所看到的、听到的、闻到的，都在脑海中闪过，你自己的身体有什么样的感觉？不用压抑你的想法，让它自由地飘过，而你的双手，只需要持续地做"蝴蝶拍"的动作。

当你持续地做上述动作，当你的肩膀感受到你的轻拍，你就会感觉那些事情都开始慢慢变淡了，那些场景越来越虚，最终，在你的脑海中完全消失了。而你所有的紧张、焦虑、各种不好的情绪，也随着它们一点一点地消失。好的，非常好，你可以继续拍打着自己的双肩，感受拍打的力量，通过拍打，你获得了力量，获得了勇气，在这个过程中，情绪也平静了下来；通过拍打、震动，我们的身体仿佛重组了一般，变得更加柔韧、坚实。能够感觉到我们身体的血管、经络也通过拍打变得更加流畅、顺畅，我们的血液能够在血管中自由地流淌，为我们身体各个部位、脏器都带去滋润和营养。让我们再做一个深呼吸，感受身体的滋润、营养，逐渐变得强大。

非常好，下面，我会从 1 数到 5，给你足够的时间，让你感受自己的平静和强大。

1—2—3—4—5！非常好！

现在，经过了短暂的恢复，你的内心非常的平静，平静而有力量；你的头脑变得更加的清晰，可以去理性地思考并做出判断，而你的身体，也变得更有力量，免疫功能更加强大，抵抗力更强。下面，我会从 5 数到 1，当我数到 1 的时候，你就可以带着这种非常好的状态醒过来，醒来以后，可以以更好的状态面对家人和工作，或者很好地去放松、休息。

5—4—3—2—1！醒来吧！

希望这种方法能够为你缓解压力，让我们并肩作战，一起打赢这场新型冠状病毒肺炎疫情战。

45 应用自我催眠技巧缓解压力

疫情处置工作时间紧、任务重，而医护人员身处防疫救治一线，承担着巨大的生理和心理压力，他们可以通过自我催眠来缓解这种身心高度紧张的状态。在催眠状态下，我们的身体能充分地放松，能够在短暂的休息时间里起到养心安神、调节情绪、消除疲劳的良好作用，无论在生理还是在心理方面都能起到很好的效果。下面，我们带领你进行自我催眠中的渐进式放松训练。

下面是渐进式放松训练的引导语。

渐进式放松训练能快速消除你的紧张情绪、心理压力和疲惫感，让你的身体彻底放松，使你的大脑越来越宁静，思维越来越清晰，让你的精力和体力迅速得到恢复，迅速进入一种轻松、高效、专注的工作状态。

现在请你选择一个舒服的姿势躺好或者坐好，轻轻地闭上眼睛做腹式呼吸，所谓的腹式呼吸就是用鼻腔缓缓地把清新的空气不断地吸入，尽量让你的小腹鼓起来。想象一下，呼气的时候，把紧张、焦虑、疲劳的感觉聚集起来，随着你的呼吸带出体外，慢慢地感觉到整个人从头到脚逐渐放松下来。你能够感觉到吸气的时候，身体甚至有微微向上飘浮的感觉，呼气的时候感觉到你的身体不断地下沉、不断地下沉，说明你很放松。

请你把注意力集中，感觉你的每一根头发都在放松，头皮下丰富的毛细血管里的血液不断地滋养着你的每一根头发，头皮有一种温暖、舒适的感觉。当你体验到这种温暖、舒适感觉时，大脑出现一种从来没有过的宁静、舒适的状态；你的思维越来越清晰，想象湖边

渐进式放松训练音频

的垂柳，柳枝垂在宁静的湖面，微风轻轻吹来，产生一条一条的波纹，慢慢地向远方散去，你要在这种宁静、舒适的感觉中慢慢地放松自己。

慢慢地，你会感觉到上眼皮越来越沉，上下眼皮好像紧紧粘在一起，你不想睁开，你愿意体验闭上眼睛这种宁静舒适的感觉。

慢慢地放松你的面部肌肉，面部肌肉放松的时候，感觉脸颊上有一种温暖、舒适的红晕，这红晕慢慢地在整个面部扩散，有一种温暖、舒适的感觉。

放松你的颈部肌肉，颈部肌肉放松的时候，你能够感觉到你的脖子越来越松软，颈部肌肉也有一种温暖、舒适的感觉。

仔细体验这种放松后的温暖、舒适的感觉，慢慢地把注意力集中到你的肩部，体验到肩部肌肉放松的时候，好像卸下了千斤重担一样，肩部肌肉有一种轻快、舒适的感觉。放松你的胸部，胸部肌肉放松的时候，你能够感觉到你的每一块肋间肌肉都在放松，每一块肋间肌肉都在放松。

放松你的腹部，呼吸产生的负压能够改善你的肠胃功能，甚至你能够听到肠胃蠕动时细微的声音，想象一下，在你的小腹部好像有个红彤彤的太阳照在那里，整个小腹部有温暖、舒适的感觉。

放松你的大腿和小腿，在腿部肌肉放松的同时，你能够体验到有一股暖流涌向你的脚心，脚心越来越热，十个脚趾头也有一点麻酥酥发热的感觉。

放松你的大臂和小臂，肌肉放松的同时，你能够感觉到你的手心越来越热，甚至能够体验到手心有微微出汗的感觉，你的十个手指头也有一点麻酥酥发胀的感觉。

再一次体验这种宁静、舒适、温暖的感觉，把你背部的肌肉彻底地放松，背部肌肉放松的时候，你能够体验到你的四肢越来越松软，身体越来越放松，你完全在放松状态下，你很安全。

我的声音会离你越来越远，但是你能够听到我说的每一个字、每一句话。一会儿，我会用一种特殊的方法把你叫醒，你醒来以后感觉到精力和体力得到了很好的恢复，整个人有一种轻松、舒适、温暖的感觉。

再一次体验这种宁静、舒适、温暖的感觉，在音乐中多休息一下……

你已经休息了很长时间了，精力和体力得到了很好的恢复，大脑特别宁静，思维特别清晰，当我从3数到1的时候，你会一下子醒来，醒来以后，眼前豁然开朗，感到精力和体力得到了很好的恢复，整个人有轻松、温暖、舒适的感觉，接下来，你会以良好的身心状态和百倍的信心投入到新一轮的工作中。

好，3—2—1！醒来！

46 **破译疫情紧张心理密码**

1. 刷手机的背后是丧失控制感的恐惧

当人们面对一个有威胁的情境，总是希望能够针对威胁采取有效地应对措施。然而，在深深地感觉到自己没有明显的、适当的应对措施，没有任何能力解决问题的时候，人们会感受到一种控制感的缺失。其实，在这个缤纷多彩的自然世界里，我们本身就不是什么都能控制的。但是，人们发现有时候控制感竟然比真实的"控制"对人有着更大的影响。丧失控制感会给人们带来极大的恐惧，使人感到无所适从，甚至感觉无能为力。而信息寻找，是获得控制感和确定感的重要方式之一。失控之后，人们最先产生的反应是希望得到更多的有关信息，以形成对所处困境的正确认识。于是，人们通过不停地刷手机来获取信息，以便在内心形成"我可以控制"的心理感受，由此来获得控制感和安全感，暂时缓解内心的焦虑和恐惧，体验到一种"我正处于良好状态"的感受。

这是一种正常的心理过程，对于暂时缓解紧张焦虑的情绪是有作用的。但是，过度的信息收集可能会影响人的判断，使人更加敏感，或者不能较为理智地分辨所获得的信息，反而让人心烦意乱，身心疲惫。

2. 过度信息收集本身没错，关键是要学会过滤信息

信息技术迅猛发展，手机刷屏便可知天下大事，这就导致一些主流媒体，如报纸、电视和书刊被冷落。公众获取信息的方式发生了很大的变化，信息载体也更加多样，App、微信朋友圈等成为人们接触世界的窗口。但是，我们必须注意，五花八门的信息如潮泛滥的时候，我们还需要做好信息的过滤。学会过滤信息成为获取正确信息的一种方式，也成为在泛滥的信息中获取正确信息的一种能力。

3. "做点什么"的背后是生本能的强大推力

从"口罩"到"双黄连"，此次疫情的强大带货能力秒杀一众网红。其实，此次来势汹汹的疫情使人们逐渐意识到问题的严重性，同时也感受到自身健康和生命正在遭受到巨大的威胁，巨大的压力唤醒和激发了人求生的本能欲望。生的本能使得个体与种族得以繁衍，这是潜藏在我们自身中的一种进取性、建设性和创造性的力量。一旦生的本能被唤醒，人们就再也不能忍耐各种不适的因素，从而产生了强烈地想要改变这些不适因素的动力。此时，人的内心就产生了"我必须得做点儿什么"的强烈愿望和冲动，尽管有时候这种"做点儿什么"的目标并不明确，也不一定有效，但是它让人觉得安全和安心。

4. 寝食难安的背后是"战或逃"的潜意识抉择

这与我们的祖先留在我们身体里的一个小"开关"有关系。当人们面对突如其来或者出乎意料的危险和情况变化时，人们会迅速对自身的应对资源进行评估，如果感到事件会给自己带来严重的威胁，那么这个"开关"就会自行启动。这时候，人们会变得更加警觉、敏感，行动力也大大提升。与此同时，我们的身体也在悄悄地做准备，呼吸变得更急促，心脏跳动更加有力，为的是可以给身体提供更多的氧气，而糖作为重要的能量物质，也"整装待发"。所有的身体变化都遵循着应付剧变时"移缓济急"的生理原则。生活在远古时代的祖先就是用这样的方式积蓄力量，要么战，要么逃，渡过了一次又一次的危机。历经几百万年的进化和遗传，这样的方式自然而然地被保留在我们的基因里，每当危险来临，人们的深层潜意识依然会做出"战或逃"的选择，相比而言，吃饭与睡觉的需求就不是最紧急的了，这种状态下，人的消化功能减弱，睡眠会变轻，会更容易醒来，所以我们就会感到"寝食难安"。

这是人动员自身应对危机的必要反应，是正常的应激过程，有着积极的意义。但是这种状态如果持续时间过久，我们的身体可就吃不消了。因为生活在现代社会的人们已经很少有机会像祖先那样，通过"战或逃"的方式，消耗身体为我们准备的能量，时间一长，这种反应反而成了我们的负担，甚至出现一些躯体化症状。

这次疫情，我们面对的是未知、是挑战，更是生命。重视疫情，做到科学防护不松懈，但内心的持续紧张状态也会降低身体的免疫力，我们也要允许自己适当地放松，以积极轻松的心态迎战疫情。

 "安全岛"上，没有疫情

处在疫情防治一线的医务工作者们，正面对着患者的无助与家属的焦急，又挂念着家中无暇顾及的亲人们的安危，已感到身心疲惫。

"安全岛"方法，能够帮助医务工作者的身心得到很好的放松，缓解不良情绪。因为，"安全岛"上，没有疫情！如果你是一名心理咨询师、心理治疗师，也可以把这个"安全岛"的方法运用在单位的团体心理辅导上，为同事们解除身心的疲惫，使团队成员彼此支持，从而增强团队的力量。

现在请按照以下步骤及指导语来做：请你进入一间只有自己的房间，找到一个舒服的角落，用最舒服的姿势坐下或者躺下。轻轻闭上双眼，做一次深呼吸，平复一下自己的情绪。吸气，你能吸入自然的能量、太阳的温热，这种能量与温热进入我们的身体，滋养着我们；呼气，把所有的焦虑、疲惫感一股脑通过嘴，迅速呼出体外！

下面，让我们再来做一次深呼吸。吸气！吸气时，吸入自然的能量、太阳的温热。呼气！让我们把所有的不开心、疲惫感，全都呼出体外。当你把气呼出去以后，会感觉身体更加的放松。外面的声音都离你越来越远，不会有任何的声音打扰到你，而你只能清晰地听到我的声音和音乐，这些都让你感觉非常舒适、放松与安心。

当你放松了，在你的眼帘当中，会逐渐地出现一座小岛，这座小岛的形状，隐隐约约，你可以用眼睛一直盯着这座小岛，会发现它逐渐变得清晰起来。这个小岛让你觉得亲切和熟悉。你可以踏上这个小岛。在这个小岛上，让你能够感受到绝对的安全和舒适；这个小岛，只有你一个人能够进入，当然也可以随时离开。你可以带上自己非常心爱的、可爱的、友善的物件儿陪伴你，但任何其他的人，包括你最爱的孩子、家人、最亲密朋友未经你的允许都不能进入。别着急，慢慢地构建这么一个神奇、安全、惬意的

"安全岛"音频

小岛。

　　这个安全的小岛，画面越来越清晰，房屋、草坪还有小鸟。你能够闻到这座岛上空气很新鲜，花香阵阵扑鼻，能听见小鸟的叫声，这地方真是美极了。如果你愿意，你还可以建起一圈美丽的篱笆墙，把你的安全岛建得像一座世外桃源。请仔细环顾一下安全岛内的所有物品，慢慢享受这里的一切。看，天空是那么蓝，空气是那么清新。深吸一口气，然后再慢慢用嘴把空气缓慢地吐出来，然后，再慢慢地吸一口气，屏住呼吸，再慢慢地吐出来，非常好，就用这个节奏来呼吸。你可以躺在草坪上，感觉阳光很温暖，温暖的阳光照在身上暖暖的，阳光的味道能够把我们全身的疲劳全都赶走。你闻着小草和鲜花的味道，淡淡的、很舒服的香气，清新怡人。让我们就这么静静地沐浴着阳光，和环境融为一体。

　　躺在草坪上，沐浴着阳光，你完全放松了下来，你感觉头部很放松，一点儿也不紧张，再体会你的颈部，颈部也放松了下来，这种放松的感觉一点一点的往下蔓延，能够感觉你的肩膀也放松了下来，你的两只胳膊也很放松，软软地放在身体两侧。你的胸腔、腹腔都很放松，胯部、臀部都很放松，大腿、小腿、一直到脚踝、脚掌和脚趾头都很放松。

　　你的全身都放松下来，让你不想起来，就想这么安静地多躺一会儿，多睡一会儿，多晒晒太阳，多呼吸一些新鲜的空气，多享受一下只属于自己的时间。

在这个属于你的"安全岛"里，没有吵闹，没有病毒、细菌，没有压力，没有责任，只有惬意的心情和自己微笑的脸庞，你可以用心感受一下全身，看看有哪里不舒服，就试着放松一下这个部位，能够感觉到阳光照射着这个部位，让它暖暖的，更加放松。

有一只小蝴蝶飞了过来，它飞到了一朵非常美丽的花上，你甚至可以看到小蝴蝶拍打着的美丽翅膀，你伸出手指，这只美丽的蝴蝶就会飞到你的手指上，和你打招呼。这里的一切都属于你，你感觉非常舒服，非常安全，又非常惬意。没有任何人可以打扰你。

眼睛所看见的，能够让你感到舒服吗？如果很舒服，就把目光留在那里，如果不是，就调整一下，直到你觉得舒服为止。你的耳朵所听见的，让你感到舒服吗？如果是，就请保持；如果不是，就请调整一下，直到你的耳朵觉得舒服为止。

气温是不是很适宜？如果气温让你感觉到很舒服，那就保持；如果不是，调整一下，让你觉得非常舒服。你也可以呼吸一下，看看能不能闻到什么气味儿？如果你感觉很舒服，就保持；如果不是就调整一下，让你能够闻见你很喜欢的味道，让你身体觉得更加的放松，让你觉得更加舒服。

在这个岛上，你所看到的、所感触到的、所听到的、所闻到的，都会让你非常舒适，感觉非常美好，以后，只要你想来这里，你就随时可以来到这里。在这个岛上，没有压力，没有工作，也没有家务，没有病毒、细菌，更没有疫情和危险。在这里，你可以随意地休息、自由地奔跑跳跃、尽情地放飞自我。

请继续享受你所见到的这个安全岛上的生活，在这里，有温馨浪漫的一切，你可以体会这里的和煦春光和鸟语花香。在这里，你可以尽情地休息，尽情地呼吸新鲜的空气，吸收来自大自然的能量；一切的一切，都能够让你全身获得力量，获得温暖，它们都能够让你的免疫力更强，让你的内心更加的坚强。在这个属于你自己的"安全岛"上，你可以尽情地享受、放松和休憩，让自己的体力迅速恢复，让我们能够很快地恢复到自己最好的状态。

现在，请你设计一个动作，比如握紧双拳，也可以伸出某个手指，只要你一做这个动作，你就会马上回到"安全岛"上，这个动作可以设计成只有你自己才明白的样子。请你带着这个姿势或者动作，再一次全身心地体会在这个"安全岛"上的美好感受。

现在，我们已经在"安全岛"上逗留了很久，现在，可以撤掉刚才你设计的动作了。记住，当你疲惫的时候、当你感觉焦虑不安的时候、当你感觉无力无助的时候，都可以做一做这样的动作，当你做了这个动作，你就可以回到"安全岛"上，安全、惬意、舒适地休息，在这里能够获取能量，让你能够更好地回到现实去面对困难。

下面，我会从 5 数到 1，当我数到 1 的时候，你就可以睁开眼，带着更好的状态回到这个房间。5—4—3—2—1！

希望通过刚才的休息，能够让你获得身心的恢复；也希望这个"安全岛"方法能够陪伴你共同渡过"新冠"疫情这段特殊的日子，帮你平安渡过这段难熬的时间。

 当同事被感染，你最需要做的三件事

在当前抗击"新冠肺炎"的战斗中，医护人员身处前线，既要直面疫情风险，又要应对患者各种不稳定乃至极端的情绪行为，心理负担沉重；每到武汉参与救援的医疗队都向组织承诺要"零感染"。若万一不幸被感染，则容易产生极大的精神压力，甚至会感觉到消沉、绝望。

作为抗击疫情队伍的主力，一线医护人员需有"治人者先自治"的准备，熟悉心理危机干预原则，以国家卫生健康委员会日前颁布的《新型冠状病毒感染的肺炎疫情紧急心理危机干预指导原则》为指导，积极展开"心理自救互救"工作。在确保自身的安全防护措施严密有效的前提下，一线医务人员可采取"三步走"的策略，主动帮助身边被感染或可疑被感染的消极悲观的同事（本方案亦适用于前线志愿者团队及心理服务工作者）。

1. 共情式倾听被感染同事的心绪

在倾听的过程中，始终与对方保持眼神接触，加上关切的声音与感兴趣的态度，你的点头、身体前倾等身体语言，以及轻轻的"嗯""是的"等言语都无时无刻不在传递"我和你在一起"的信息。传递"共情—理解—接纳—尊重"的信号，重在安抚干预对象的情绪，让对方相信"没有被抛弃或嫌弃""确实有人在关心我并愿意帮助我"。共情式倾听可以让倾诉者与倾听者建立联系并感到安全；甚至对许多倾诉者而言，高质量的共情陪伴本身就具有疗愈作用！

需要强调的是，在当前疫情防控严峻的环境下，面对面的心理干预必须做好防护，不能为了与对方尽快建立信任而疏忽自我防护。面对具有专业知识的医护人员，不到位的防护措施不仅将自己置于危险境地，可能反倒会让对方产生不信任感。

2. 帮助被感染同事提出解决办法

面对可能危害生命的危机，过多的安抚性语言并不能很快起到决定性的作用。一般情况下，干预对象由于焦虑、急躁而不能理性思考和作出判断，不能冷静分析当前情况、作出正确选择，甚至认为走投无路。

（1）从容但不拖沓地向被感染者阐明几点要求

①当前或未来有哪些人能关心到他（她）、帮助到他（她）；②眼下还有哪些资源、条件可以求助与利用；③哪些行动是他（她）当前应采取的相对正确的措施；④什么样的思考方式是最有建设性，是在当前最能解决问题和能够减轻其应激与焦虑水平的。以上的几条干预方法既能雪中送炭，又能授人以渔，帮助干预对象重新树立起信心。

（2）要根据平时对被感染者的了解提出帮助方法

有针对性地精心选择向他（她）提供的解决问题的最实际的办法，以防让本就处于不安中的干预对象产生选择焦虑，使问题更加严重；然后要充分利用与干预对象熟悉的有利条件开展工作，但也要注意非常时期的特点，就事论事，避免触及当下涉及对方的家庭、个人隐私（这在平时可能不是隐私）的话题而招致反感。

（3）帮助干预对象建立或重建管理、控制压力的能力

帮助干预对象建立或重建管理、控制压力的能力是三步走的最重要的一步，在第二步中，可以向干预

对象提出以下有针对性的建议：①一旦被隔离了，要尽快适应自己的"新身份"，给向自己投来异样眼光的旁人一点适应的时间，勿将他人的无知转化为伤自尊的工具；②适当地通过多种渠道（家人、好友、同事、心理医生等）疏泄一些负性情绪，并不必对此感到羞愧或歉疚，但也不可肆意妄为地极端宣泄；③及时把感受、体会、经验、教训分享给身边的同事，并注意是分享而不是相互吐槽或指责，使自己在不利的情况下也拥有（哪怕是小小的）成就感和贡献感；④无论如何都尽可能有规律地进食、洗澡、活动肢体（在条件允许时），使自己每天有一段短暂但宝贵的身心"充电"放松的时间，而不能总是坐着或躺着；⑤如遭遇睡眠障碍，可以进行睡前放松运动（条件允许时），例如5分钟左右的鼻吸口呼式深吸气、慢呼气（间隔10秒运动）或者采用触底法调适心理，想想最坏的打算是什么、还有什么解决方案等；⑥每天务必给自己留一点思考时间，回忆、梳理以往那些曾经有效帮助自己渡过难关、保持坚强乐观的方法，构想、规划一下痊愈后的生活和工作。

当心理恢复到一定程度时，干预对象还可自行整理出一张"减压清单"，进一步提升成就感。这其中有一点需特别注意加强指导和监督：在信息技术高度发达的今天，应充分利用手机、网络和社交媒体平台来完成自我调适，但需严防信息过载、信息错乱加重恐惧和焦虑情绪，心理工作者可建议干预对象不要长时间甚至"夜以继日"地关注疫情，设定每天关注的时间节点、次数和单位时长，以防过度焦虑。对特别容易敏感紧张者，可考虑适当将其与网络"隔离"。

3. 与被感染同事建立"合作协议"

心理干预的目的是让干预对象重新树立信心，配合、自治从而身心痊愈，因此必须调动对方的自主性、积极性，减轻其依赖性。所以，不要形成将解决方案强加给干预对象的局面（尽管干预对象可能因为无助感而希望如此，甚至还主动寻求依赖），而要让其自己有主见、有主意，比如在面对面咨询的结尾，跟对方一起复盘，归纳解决问题的方案，让对方复述并明确表达合作的承诺等，逐步让其自主性与理性思考能力恢复。

49 医务人员如何化解自身可能被感染的担忧

在这场阻击"新冠肺炎"的战役中，医务人员走在战场的最前沿，站在直面疫情的第一线。他们每天都要面对前来就诊的患者，被传染的概率要高于普通民众很多倍，承受着比大众更大的心理和精神压力。

面对这几天新发病例的增长，每天都接诊患者，尤其是在急救、重症一线的医务人员，会出现对自身健康的焦虑，出现担心被感染的恐惧感，以及救治患者不成功时会产生替代创伤和心理应激障碍等。所以，医务人员要学会处理自身的焦虑、恐惧、悲伤、失眠等情绪困扰，学会识别应激障碍及躯体症状。

1. 医务人员必备掌、控、调

医务人员如何化解自身可能被感染的担忧，掌握疫情特点、做好自我防控，调整心理状态是必备的三项个重要内容。

一是要了解疫情特点。了解掌握新型冠状病毒感染肺炎的本质与发病特点，了解疾病的传播特点与感染后的临床表现，明确诊断标准，掌握传播途径。二是要做好自身防控。了解官方权威发布的疫情动态，做好疫情监测报告。医疗行为过程中做好自身防护，休息时提高睡眠质量，保证饮食营养健康。据介绍，在这次疫情中，一些感染病专科医院，医护人员被传染概率几乎为零，说明医护人员按照传染疾病防护规范操作，控制疾病的感染是非常有效的。三是要调控自身心理状态。做到合理认知，情绪调控，人际沟通，自我认识，社会支持，积极应对，正确归因。

2. 常备自我心理调控小技术、大理论

（1）自我心理调控小测试

1）你嚼口香糖时通常的动作是：

A. 从来不嚼口香糖

B. 嚼两口，甜味刚过去就吐掉

C. 吧叽吧叽嚼到没有味道为止

D. 牙齿累了才肯停歇

选A的，是非常斯文的人，焦虑感通常来自不明确的外界因素。选B的，喜欢追逐新鲜事物，但实在没什么耐心。这类人的焦虑来自于内心急于求成的功利心理。选C的，一般小的时候是要靠不停地咬磨牙棒过日子，直到三岁还叼着奶嘴玩滑梯的人。这类人没有什么信念，需要借助其他事物或是他人力量才能缓和紧张的情绪。选D的，是不厌其烦的人，对于任何事物有很强的忍耐力，除非身体不适或是不可抗力因素导致才不得不放手。焦虑感早就在不经意地忍耐中被淡忘了。

2）某次出去玩，青山绿水让你流连忘返，翻过一座大山，极目远眺，出现在你面前的景致会是：

A. 另一座大山

B. 平地美景

C. 沟壑纵横

D. 森林

131

选 A 的，这类人喜欢挑战自我，任何时候不放松对于未来困难的预期估计；同时，由于天生的自信心，使得他能够做好心理准备去迎接一切困难。这种人的焦虑来源于对问题结果的回顾。这类人觉得计划赶不上变化，已经握在手的成功不踏实，更有甚者，会反复纠缠自己的过去。选 B 的，你是个乐观主义者，这类人的自信值得赞许。选 C 的，对于未来几乎不抱什么期望，唯一的想法就是硬着头皮一步步扛下去。交给他的事情几乎都是在压力下才能完成，自己没有什么主动精神。任何时候都感到无比焦虑，因为不管什么事情，对于他们来说，都是压力大于驱动力。选 D 的，森林寓意无限的宝藏聚集地，也是危险丛生的地带。这类人认为前面可能会出现一片森林，说明他们能够比较客观看待自我发展，虽然拥有无限可能，但同时也需做好充足的思想准备。要说焦虑感，可能就是在自我发展的过程中遇到困难时渐渐体现出来的。

这两个小测试是看我们之所以烦恼，之所以心里想不开的原因，是因为我们有一些心理情结的存在。每个人遗传因素不同，成长环境不同，受教育程度也不同，因此对问题的认识和处理问题的方法也会有很大的差别，要学会处理自己的情绪，找到适当的方法减轻内心的焦虑、恐惧感。

（2）建立合理认知理性思维新模式

哈佛校训说："人生的好与坏，就好比人用脑一样，你怎样思考，你的人生就会变得怎样！"一切都是想法决定的，而想法是可以改变的。关键不在"客观事物"本身是什么，而是被每个人认识或解释成什么。心理学上有艾利斯的认知 ABC 理论：影响我们的不是事件本身，而是对事件的看法。所以，要学习改变自己内在的自我对话。

举两个例子：营销界有一个广为传诵的经典故事。一次，英国和美国的两家皮鞋公司，各自派了一名推销员到太平洋上某个岛屿上去开辟市场。两个推销员到达小岛后发现，岛上没有一个人穿鞋。第二天，两个推销员各自给自己的公司拍了一封电报回去。英国推销员比较保守，他的电报是："糟透了，这岛上没有一个人穿鞋子，我们的鞋肯定没有销路，我明天回国。"他算是白跑了一趟，无功而返。美国推销员富有冒险和开拓精神，他的电报是"好极了，这个岛上没有一个人穿鞋子，这是一个潜在的大市场，马上空运 10 个集装箱的鞋来。"结果美国推销员开辟了新的市场。

另一个故事更引人深思。在高速行驶的火车上，一个老人不小心把刚买的新鞋从窗口掉了一只，周围的人倍感惋惜，不料老人立即把第二只鞋也从窗口扔了下去。这个举动让人大吃一惊。老人解释说：这一只鞋无论多么昂贵，对我而言已经没有用了，如果有谁能捡到一双鞋子，说不定他还能穿呢！注定无法挽回的痛苦，不如早点放弃。

（3）充分认识自我，做自己能做的事情

1）接受自己不能改变的。风霜雪雨都要生活，春夏秋冬都可炼人，喜怒哀乐都得理智，酸甜苦辣都有营养。面对疫情谁都躲不过去，只能勇敢地去抗击。一切经历都是宝贵的财富。

2）做自己可控的事。你不能左右天气，但你可以改变心情；你不能改变容貌，但你可以展现笑容；你不能控制他人，但你可以掌握自己；你不能预知明天，但你可以利用今天；你不能样样顺利，但你可以事事努力；你不能阻止疫情发展，但你可以做好自身防护；你不能决定生命长度，但你可以珍惜每一天。

3）学会积极地自我暗示。在压力之下，积极地自我暗示可以提醒自己一切向前看，可以放大自己对于成功的感受，从而使自己在情境上感受到成功的召唤，获得积极有效的心理动机。而消极地自我暗示则对个人成长起到负面作用。在赵本山的小品《卖拐》中，我们看到原来腿脚灵便的范伟被赵本山忽悠之后，就真的一瘸一拐了，这就是心理暗示的原理。

要经常告诉自己："我能行"。积极的自我暗示：

"我一定能学会防控基本技能；我一定会成功阻止疫情在我这里蔓延；我能胜任当前的医疗救治工作；下次我会做得更好。"

3. 学会放松让机体的生机活力从头再来

（1）深呼吸放松法

请双肩下垂，闭上双眼，你可以将你的肺想象成一个气球，你想尽量将这个气球充满。用鼻吸口呼的方法，呼气和吸气一定要慢，最好让呼气和吸气各持续 3～4 秒钟。随着鼓腹收腹，细长的吐纳，你会有采天地灵气贯向全身的舒服感。

（2）冥想放松

先做5次深呼吸放松，试着去创造以下的情景（事物）清晰的心理形象：①你最好的朋友的脸庞；②你家中的卧室；③一地的野花；④你赤脚站在满是沙子的海滩上；⑤一只"喵喵"叫的小猫；⑥轻柔抚摸你的皮肤。

4. 选择最适合自己的抗压力方法

以下罗列几种抗压方法，选择适合自己的方法就是最正确的方法。

①当生活中出现挫折或者失败时，最好的安慰是爱情。所以，找到真心相爱的人，相互爱抚，缓解压力；②做乐观开朗热情的人，相信大风大浪都能在朋友的帮助下顶过去。有一帮能够倾诉衷肠的朋友是最

重要的；③排解压力和焦虑的主要办法是靠幻想。虽然幻想可以帮助排解掉一些压力，但从长远来看，这种人还需要学会在压力下自我成长，学会处理压力难题；④习惯把自己的生活安排得满满的人，曾让工作充斥业余时间，耽误了人际交往。目前最需要的，是扩大社交圈，融入集体之中。

总之，我们应该关心自己的精神状态和心理反应，发现自己处于焦虑、恐惧等不良情绪状态时，要找到有效地缓解方法。要正确地看待人生，正确地评价自己，学会控制自己的情绪，可以向亲朋、好友、领导倾诉心中的苦闷，可以通过欣赏音乐、唱歌等方法调整心态，放松心情。非常时期可以通过参加一些室内文体活动，如在跑步机上跑步、打游戏、看影视剧等方式舒缓身心。可以采取积极的心理暗示来缓解压力。我们还可以做一些放松训练，进行自我调节。每个人应对不良心理状态的方式、方法都不同，这没有对与错的问题，而是你觉得哪种方式对你有效，你就可以尝试着去做一做。

50 "画"出你的情绪来

我们每天都会面对不同的事情，会有不同的情绪。

有的是"正性情绪"：积极的、欢快的、有力的，有的则是"负性情绪"：让我们消极、不开心、充满无力感。

1. 情绪的色彩

人们的切身体验表明，色彩对人们的心理活动有着重要影响，特别是和情绪有非常密切的关系。

心理学家认为，人的第一感觉就是视觉，而对视觉影响最大的则是色彩。人的行为之所以受到色彩的影响，是因人的行为很多时候容易受情绪的支配。颜色源于大自然的先天的色彩，蓝色的天空、鲜红的血液、金色的太阳……看到这些与大自然天然色彩一样的颜色，自然就会联想到与这些自然景物相关的感觉体验，这是最原始的影响。

色彩心理学是心理学的一部分，负责研究每种颜色所具有的不同含义，分析我们如何看待色彩和情绪，以及产生我们的行为。这种色彩科学应用于几个学科，如：艺术、广告、时尚、标牌领域、市场营销、建筑……并且在没有意识到的情况下影响我们的日常决策。

我们的情绪，也是有色彩的。

我们可以梳理出来我们有哪些情绪，再挑选几张颜色的彩纸出来，一一对应，看看哪种颜色，能够让你感受到哪种坏情绪，在纸上写出来（如图3）。

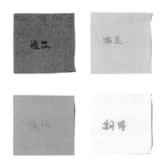

图 3 不同的情绪色彩

然后，把这种坏情绪的彩纸，撕成碎片。

再拿一张白色的 A4 纸，涂上胶水，用彩色的小碎片黏成一幅画（如图 4）。

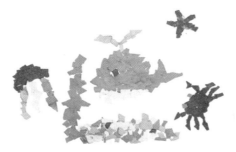

图 4 情绪色彩黏成的画

最后发现，当我们对自己的坏情绪进行认识、化解、重组后，原来，它们也可以变得可控和美好！

2. 禅绕画

禅绕的世界里，没有比较，没有对错，只要跟着感觉画，自在愉悦就好，所以，禅绕画又被称为"心灵的画作"。

材料：白纸、签字笔、彩铅。

方法：

（1）找一张白纸，在白纸上，画一个框框，在框框里作画；

（2）作画很简单，就是像蜗牛壳一样，从中间开始，往外一圈一圈地画，想画几圈画几圈，想画多大画多大，顺时针可以，逆时针也可以，但是最后一定要封口；

（3）也可以有交叉，或者大的里边套着小的——总之，怎么画都可以，把框框里画满；

（4）框框里，缠绕圈圈外面的空间，用签字笔涂黑；

（5）挑选自己喜欢的颜色的彩铅，用彩色匹配自己的情绪，记录在纸张框框外的空白处；

（6）选用不同颜色的彩色铅笔，来代表自己不同的情绪，去给禅绕画的圈圈涂色，所占比例，不同的关系，匹配不同的情绪；

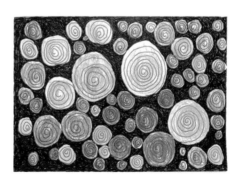

（7）涂完颜色，这幅自己情绪的《禅绕画》就画好了（如图5）。

除了简单的画圈圈，缠绕的方法

图5　禅绕画

也可以多种，可以画一个轮廓，里面被禅绕填充。盘曲缠绕的线条构成了禅绕画的基本纹样，多种纹样的自由组合则构成了一幅完整的禅绕画（如图6）。

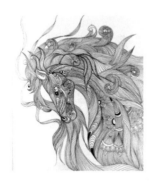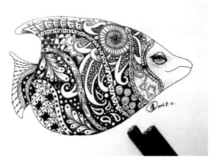

图6　不同形式禅绕画

　　禅绕画不仅是一种艺术创作，更能用来舒缓压力。通过禅绕，人脑很容易进入到冥想状态，逐渐达到深度地专注。在以精致的线条重复画图形时，每个人都可以专注于每一个笔画，在这样的意识状态下，心智、直觉和知识都能迅速、精确且不费吹灰之力地共同运转。

　　3. **绘画曼荼罗**

　　曼荼罗是梵文 Mandala 的音译，意译"坛""坛场""坛城""轮圆具足""聚集"等。藏语 dkyil-vkhor，音译"吉廊"，意译为"中围"，是一个受保护的并能够让人们获得力量的地方，在这里我们可以享受宁静安详、悦纳自我、获得积极转化的力量！

分析心理学家卡尔·荣格认为，曼荼罗显示了本质我及内在整体个性的核心。梦境中自然显现的曼荼罗、天马行空的想象力和充满个体化表达的艺术作品，让人格与本我浑然合一。当个体绘画曼荼罗，或用曼荼罗绘画看到自己的内心，与之进行交流，具有暗示潜能和独特性的力量，并可以将其转化，发展成艺术治疗的理论与方法。

我们可以绘画一幅曼荼罗，或者，挑选一幅绘制好的曼荼罗进行涂色。涂色需要用彩色铅笔来描绘，当彩铅的笔尖在纸上摩擦并呈现出美丽的颜色时，这个过程本身，也是具有缓压作用的。

好，我们可以选择一幅空白的曼荼罗进行涂色。在绘画涂色之前，请先把手放在纸上曼荼罗的上面，凝视纸上的曼荼罗，然后闭上双眼，深呼吸，与这幅属于你的曼荼罗建立连结。吸气，我们能够吸入这幅曼荼罗传递给我们的能量与力量；呼气，当把气体呼出体外，我们能够感受到身体更加的空灵，能够更好地与曼荼罗建立连结。

通过手指的触碰，我们可以把我们的故事讲给它听，从我们出生到成长，上学到工作，从我们走上工作岗位、经历的

绘画曼荼罗音频

各种事情，让我们从稚嫩到成熟。我们的各种经历，我们拥有的各种情绪、感悟，都通过指尖，传递给你的曼荼罗。我们可以感受到，这幅曼荼罗因为聆听了我们的故事，因而，开始和我们有了连结。我们仿佛可以看到，这幅曼荼罗开始发出淡淡的光彩，回应着我们，并且，逐渐有了颜色。这种颜色非常浅，但是会逐渐变深，变得清晰起来。这幅曼荼罗，因为与你建立了连结，而从一开始仅仅是纸上的一幅无色的画，逐渐有了灵性，有了色彩，变得立体而美丽，呈现在你的眼前。记住这种美丽，记住曼荼罗的颜色，然后，慢慢地睁开眼睛，用彩铅，把眼前的曼荼罗涂上颜色，呈现出冥想中曼荼罗的样子。

希望通过绘画这幅曼荼罗，让我们能够从中安静下来，获得能量的加持，让我们有更充足的力量、更坚定的信心，能够以更加强大的免疫力，去战胜新型冠状病毒，打赢这次突如其来的与病毒的战役！

在学习绘画心理分析课程的时候，我们也和小伙伴们一起，体验过绘画曼荼罗，当大家看着眼前的曼荼罗一点点呈现出来彩色丰满的样子，大家脸上都洋溢着心满意足的幸福——这就是绘画曼荼罗的魅力与力量。希望这种幸福和力量，也能传递给你！

51 安住当下，静待花开

面对当前尚在攀升的疫情，隔离是防止疫情扩散的重要方法，在隔离中除了科学的身体防护外，心理防护同样重要，因为我们常说"身心合一"，身心是一个整体，相互影响，互为因果。心理学研究表明，恐慌、焦虑、紧张等情绪会导致机体免疫力下降，甚至引发躯体化反应和非理性行为。如何平复个体在被隔离中的不良情绪，作为一名心理工作者，我们给出大家的关键词是"静"。

"静"就是调整心态，保持稳定的情绪和内心的安宁，激发内在的潜能。

在以色列有一个安息日，这一天最大的特点是不能工作，商店、饭店、娱乐场所关门谢客，公共交通停运，人们在家中静心祈祷，清食冥想与反思，严禁走亲访友、外出旅游和参加其他社会活动。现在的隔离状态恰恰给了我们这样的与自己心灵对话的有利契机，被隔离者要变被动为主动，积极利用这样一个机会，培养自己开放的觉察，重新审视自我的生活方式，审视自己的饮食习惯，审视自己对万物生命的态度，这是平时难得一寻的时间、空间。向内审视自我，摆脱过去的思维惯性，重塑自己的认知，有助于缓解情绪困扰，避免"心理枯竭"，若利用得当，会在很大程度上激发自愈力，并获得更深层的意义感，因为"觉察本身即疗愈。"让自己静下来，进入平和的频率，就是对这场疫情最大的贡献。

静，是把纷乱复杂的坏信息赶出大脑之外，回归自己原本的平和状态。如何静下来，可参考如下方法。

1. 爱家敬老，陪伴家人。把平时忽略的情感补回来，特别是爱情和亲情，把积压的能量多向家人释放一些，回到当下，唤醒内在的爱和勇气，适度倾诉情感，同理接纳、支持家人，找回平时无暇享受的天伦之乐。

2. 修身养性，蓄积能量。利用难得的在家时间，将自己从生死疲劳的状态中解放出来，把隔离当做"内观"或"斋心"的自我修行。可以尝试静观默坐、正念、茶道、自我对话、心理绘画、心灵舞蹈、表达艺术等，向内审视、觉察自我，更多地了解与倾听自己深层的心灵动态，有助于缓解情绪困扰，避免"心理枯竭"，并获得更深层的意义感。

3. 动静结合，适度娱乐。以室内活动为主，通过饮食、运动和规律作息调理身体，提升身体素质，提高抵抗力；同时开展一些适合自己和家人的娱乐活动，比如棋牌游戏、亲子游戏、看影视剧或培养个人爱好等，达到身心和谐放松的良好状态。这样可以提升身心健康水平，找到观察人生的新视角，获得新思路，令自己的状态焕然一新。

4. 激情投入战"疫"行动。疫情信息多了，不免干扰了原本的内心平静，大脑中涌现的多是疫情变化、感染人数的数量和自身及家人的安全。即使待在家里，可能也不能停止胡思乱想。如果用激情投入战疫情行列，自然就会减少疫情对自己干扰。看看一线抗疫情的医护人员，看看军人总是在一线冲锋，他们为了谁？把自己的感动记录下来，通过微信宣传出去。激情投入战疫情，正是静下来的一种方法。

此时，我们会觉得简单平淡才是好的，我们会享受这份静谧的美好。唯有觉察当下每一刻所处的情景，才能真正享受到丰富多彩的人生。在静中，身体心灵，在协调统一，在当下获得满足。

从现在起，安住当下，相信情况会好转，疫情会消失，我们只需静静地等待，余下的交给时间。全民族静下来，也许是一个国家开始进入深度思考的启示。

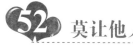

52 莫让他人的愤怒情绪感染了你

一线抗击疫情的医生，突然而无故遭遇愤怒的患者家属袭击，防护服被扯破，感染概率增加，需要自我隔离 14 天，让原本就缺少医护人员的疫情前线，雪上加霜，患者家属这愤怒从何而来？

1. 患者家属的愤怒从何而来

家人不幸感染了"新冠肺炎"，自己可能也被隔离观察，不能照顾患病的家人，这正是个体处于应激反应中的典型表现。疫情就是应激源，个体应激反应的程度与应激源性质的"大小"成正比，也与自己的应对能力成反比。患者家属的担忧、害怕、焦躁、恐惧、愤怒、焦虑等，都是应激反应的表现。各种感受五味杂陈，无从排解，负性情绪不断蓄积，使得整个人如同快要爆炸的气球，这就是患者家属的情绪体验。愤怒的归因对象，直接指向了抗疫情救护患者的医务人员。

假如患病的家人病情加重，或者治疗期间出现一些突发情况超过家属们的预期，当问题无法得到有效解决时，他们的情绪就可能会很快暴发，极可能导致发生心理危机，而发泄对象首当其冲很大概率是一线医护人员。

2. 医务工作者如何应对愤怒的患者家属

面对患者暴发的愤怒情绪反应，医务人员首要的任务就是稳定情绪，有两方面的情绪需要稳定：一是稳定自己的情绪，这是首要任务。自己的情绪不平静下来就无法面对愤怒的患者家属，也会让自己愤怒起来。二是稳定患者家属的情绪。患者情绪的暴发，切不可火上加油，愤怒情绪能量很大，伤害力很大，暴发时会失去理智而致行为失常。由于其消耗能量也很大，愤怒暴发的状态持续时间不长。面对患者或患者家属暴发的愤怒情绪，医护人员的应对方法可从以下介绍中选择。

（1）冷静6秒钟

面对愤怒情绪暴发的患者或患者家属，医护人员先保持冷静，在心理默数"6、5、4、3、2、1"，避开对方的愤怒高峰。这样做是避免激惹对方，喷发的愤怒没有被阻挡，从而形成不了反弹，让其顺流而下，愤怒的高峰获得缓解。待其恢复少许理性思考后再处理问题。

6秒，记住是6秒。为什么是6秒？不是5秒或者7秒呢？因为情绪产生最先受"大脑边缘系统"控制，是瞬间的。6秒钟后"大脑皮层"才参与，此时理性思考渐渐恢复。因此，既是让患者家属的非大脑皮层控制的6秒度过，也是让自己的非理性接招度过，才能正确理性面对愤怒情绪的暴发状态。

（2）默念"心语"，稳定情绪

情绪能够互相影响，平时是这样，双方发生冲突时更是如此。医护人员不被患者及其家属的坏情绪影响，不被坏情绪牵着走而带来失控状态，可以设计一个让自己稳定下来的"心语"。

"解决问题、解决问题""淡定、淡定""深呼吸、深呼吸"。其实，这些心语就是一种暗示的方式，让自己回归到正常的情绪状态。在你的情绪稳定下来后，你所表述的平静和缓的声调，会促使对方渐渐平静。如果对方愤怒情绪不能平静，并且愤怒的对象直接是你，就要尽可能地回避，并由其他同事、领导沟通调解，等对方情绪稍微平静些，再理性面对。

（3）换位思考，理解患者家属诉求

现代情绪心理学研究表明，反应的情绪必然与引起情绪的刺激有关。患者家属愤怒情绪的背后，掩盖的是各种复杂的消极情绪。例如：对可能失去亲人的焦虑与恐惧；看见亲人被病痛折磨的无奈与心疼，等等。他们外表看着气势汹汹，其实内心虚弱而又绝望。医务人员在解决冲突时，尽量站在对方角度考虑问题，多给予一些理解包容。

2. 医务人员在实际工作中情绪的自我管理

医疗职业本身就是一个快节奏的职业，接诊查房、救死扶伤，遇到危重患者的现场急救，听到的、看到的、接触的，很多都需要尽快处理。紧张充满了工作环境，致使医护人员可能会处于消极情绪的工作状态中。如果不给自己的情绪添加点养料和特别关照，持久的坏情绪也会把医护人员自身带入不良的心境之中。

（1）第一道防线：先让自己有一个松弛的内心

研究表明，神经松弛有卓有成效的防御能力。真正的神经松弛，会让人感到内心平静，精力易于集中，生活充满活力和具有强烈的追求。心境放松对紧张产生的恶果来说是十分有效的抗毒剂。

（2）第二道防线：抓住情绪诱发核心，解决当前问题

在问题的处理过程中，医护人员要防止被情绪控制而跑偏，时刻牢记："解决问题，而非争论谁对谁错"这个初衷。

（3）第三道防线：自我疏导，调整心态

医护人员遇到愤怒的患者家属来闹事，一定会引起波动。比如围观、领导调查、同事的猜测与议论；你一定会觉得很丢面子。对自己当时的表现感到失望，甚至产生抑郁情绪。这时，一定要记得调整好自己的心态，接纳、照顾好自己的情绪。

建议你这样自我疏导：

①一定要感谢自己：疫情严重，每天陆续不断涌来大量的患者，时时面对发热、咳嗽、痛苦与恐惧的患者；防护服与口罩穿戴的不适、可能伴有严重的睡眠不足、病房里不停走动体力透支、处于高度应激状态……在这种情况下，我完全靠毅力完成高强度工作。

149

我挺下来了！一定要从内心感谢自己的坚持。

②相信事情会解决：事件对我的影响程度，在于我对它的看法。事情发生了就要勇敢面对，相信问题会得到公正的解决。

③自我心理调适：给好友打电话、微信、视频倾诉宣泄；听音乐放松，正念冥想。

④自我暗示：面带微笑地对自己说："我是一个有责任心的医生（护士）""我是最棒的""事情总会过去的，通过这件事我得到了成长""我对自己有信心""我可以！我能行！！"

53 邻居被确诊，跟我学"说画"放松技术

朋友们，当下的你是否也会有这样紧张和害怕的感受呢？不论你是患者的邻居，被隔离的疑似患者，还是赴武汉的一线医务人员和家属，还是普通大众，面对疫情出现紧张、恐惧、害怕的感觉，都是正常的情绪反应。

1. 邻居被确诊送医院，让我害怕紧张

今天，有位朋友发来微信，说自己感到很紧张，很害怕。询问之后才知道，她的一位邻居被确诊是"新

冠肺炎"患者，已经被送往医院隔离救治。为此，她感到紧张和害怕。

2. 面对内心的慌乱，用"说画"来缓解

如果愿意，就请你跟我一起进入冥想的世界，用"说画"的方法缓解当下的紧张感受。

（1）"说画"技术是什么

"说画"技术，是把我们的情绪想象成一幅有色彩、有形状、有质感的立体画。我们可以从不同角度观察这幅立体画，并用接纳、允许它存在的语言进行对话。通过这种方式把潜意识里紧张和害怕的情绪主观地呈现在意识层面上来，从而减轻自己紧张和害怕的情绪。同样当自己有了压力和困惑的时候，也可以用"说画"技术进行压力缓解。"说画"技术可以用冥想、绘画等方式呈现，方便可靠，效果明显。

（2）跟着我一起开始"说画"

①首先，请你找到一个安静的环境。坐着或者是躺着，让自己放松下来，也许这个时候你依然感到很紧张，大脑里很混乱，甚至感觉到自己的体温正在升高，各种不祥的预感不停地转来转去，让自己无法平静下来，那就请你尽量保持着这个状态，告诉自己："我很害怕，我感到很紧张，我真的很紧张，很害怕。"请你保持住自己的情绪状态，允许这种紧张和害怕的感觉存在，尽量释放自己的情绪，不要压抑自己。

　　把自己的注意力放到自己情绪的感受上，释放自己的情绪，保持当下的感受。你可以尝试一下假设你的情绪有颜色、有形状、有质感。

　　②充分发挥自己的想象力。请你发挥自己的想象力，大胆地想象一下：它是什么颜色？红色？白色？灰色？黑色？还是别的什么颜色？仔细地感受它的颜色并把它记下来，这个颜色会越来越清晰。①请你再来感受这个颜色它是什么形状，圆形？方形？不规则形？还是别的什么形状？你会越来越清晰地感受到它的形状，你可以清晰地感受到它并记下来；②请你再来感受这个有颜色的形状是什么质感？像云、像雾、像铁、像布，还是像石头一样坚硬？不管它是什么形状，都请你仔细地观察着它，慢慢地你可以清晰地感受到它的质感并记下来；③请你想象着从上往下的视角观察一下它，看它的形状、颜色和质感和刚才相比有没有不同；④从左往右看的视角观察一下它的颜色、形状和质感有什么不同；再从右往左看一下它的颜色、形状和质感有什么不同，你可以清晰地看到它的不同，并感受到它的存在，然后再返回到正面再次观察它的形状、颜色和质感，是否和之前一样？你可以清晰地观察到它，像一幅立在自己面前的"立体画"。

　　再让我们来给它打个招呼吧！"嗨！你好"。它会很神奇，它能听到你的声音，并会回应你。

③感受自己的情绪。请允许它存在，因为它属于你自己。你可以说："我看见你了，清晰地看见你的样子，看见你的颜色，看见你的形状，看见你的质感，感到你像一幅立体画。感谢你的存在，感谢你对我的提醒，让我感受到你并让我找到你，感谢你让我感受到自己当下的情绪变化，感谢你对我的提醒。我不会伤害你，我允许你的存在，因为我想和你成为朋友，这样我能更好地了解自己，帮助自己，感谢你愿意成为我的朋友并积极地回应我，再次感谢你。"

"立体画"可以听到你的声音，它会用色彩的变化、形状大小的变化、质感的变化来回应你，此时你内心紧张和害怕的感觉就会减轻。

再来感受这幅立体画颜色、形状、大小、质感发生的变化。它的变化就是对你最好的回应。你可以告诉它自己内心的真实感受："感谢你对我的回应，让我感受到你对我的支持，感谢你的存在，让我有了忠实的朋友。因为有你的存在，我的思路会越来越清晰，我会越来越有方向感，谢谢你的陪伴，谢谢你的提醒，谢谢你，现在我要回去了，再次谢谢你，再见！"

3. 可以和自己说再见，说完回到当下

说完"再见"，请你慢慢调整自己的状态，和我一起回到当下。

3——听到我的声音；2——慢慢地动一下手、脚和身体；1——请你抬起双手，两手掌相对搓热，用力搓，用力搓，搓到手心发热，轻轻地捂在眼睛上，你能感受到温暖的传递，慢慢地拿开双手，睁开眼睛，回到当下。

各位朋友，冥想"说画"的方法可以反复使用，可以有效地帮助你缓解自己的紧张和害怕的感觉。面对疫情让我们一起携手，打赢"新冠肺炎"疫情防控阻击战。加油！

 54 临床实例分享：理智从容应对疫情带来的焦虑症

面对来势汹汹的疫情，广大市民甚至是一线医务人员难免都会产生恐慌、焦虑的情绪，严重的可能会出现各种躯体症状。今天，我们给大家分享一例接诊过的患者，期望你读过之后，如果再遇到类似的情况可以理智从容地应对。

1. 案例

患者王某某，女，35岁，阵发性心慌、胸闷半年，多次就诊于心内科，各种检查均未发现明显异常。患者每次发作持续时间10分钟左右，症状轻时可自行

缓解，症状严重时呼吸困难，有濒死感，曾 3 次去过急诊科。被诊断为"惊恐发作"，经药物及心理治疗后情况明显改善，目前已完全正常。

2. **诊断**

惊恐发作，是焦虑症的一种表现形式，亦称为急性焦虑发作。患者突然发生强烈不适感，可有胸闷、透不过来气的感觉、心悸、出汗、胃不适、颤抖、手足发麻、濒死感、要发疯感或失去控制感，每次发作约一刻钟左右。发作可无明显原因或无特殊情境。还有一些人在某些特殊情境，如拥挤人群、商店、公交中发作。它是以反复出现强烈的惊恐发作，伴濒死感或惊慌感，以及严重的自主神经症状为特点。患者往往有多次心内科、急诊科就诊史，经各项检查均未发现明显的器质性病变。其主要表现有：

（1）强烈的恐惧感

典型的表现是，患者正在进行日常活动，如看书、进餐、散步、开会或做家务时，突然出现强烈的恐惧感，好像即将死去。这种紧张心情使患者难以忍受。同时患者感到心悸，好像心脏要跳出来；胸闷、胸前区有压迫感；或呼吸困难，喉头堵塞，好像透不过气来，即将窒息死去。因此，患者会惊叫、呼救或跑出室外，有的出现过度换气、头晕、面部潮红、多汗、步态不稳、震颤、手脚麻木、胃肠不适等自主神经症状，以及运动性不安。这种发作，一般持续 5 ~ 20 分钟，时间较短，可自行缓解，缓解后患者自觉一切正常，但不久又可突然复发。

（2）过度担心

大多数患者在反复出现惊恐发作之后的间歇期，常担心再次发病，因而惴惴不安，也可出现一些自主神经活动亢进的症状。

（3）求助和回避行为

惊恐发作时，由于强烈的恐惧感，患者难以忍受，常立即要求给予紧急帮助。在发作的间歇期，60% 的患者由于担心发病时得不到帮助，因而主动回避一些活动，如不肯单独出门，不敢到人多热闹场所，不敢乘车旅行等，或是出门要有他人陪伴等。

3. 治疗

（1）认知行为疗法

纠正不合理认知，当症状来临时能够坦然接受，顺其自然。当你试图和惊恐较劲的时候，你其实只能使自己更紧张。比较有益处的态度应该是："噢，这些感觉又来了，不过我的身体经受得起这些反应，也能控制它。我以前成功克服过，这次也一样。克服惊恐的一个关键就是，不管这些生理唤起多么不寻常或者让你多么不舒服，你都不要惊慌焦虑，只需要平静地关注这些生理变化就行了。比如可以对

自己说："这些终究会过去的""就让身体经历一下
这些变化吧"或者"我以前经历过这种情况，都过来
了，这次也一样！"

（2）暴露疗法

让患者通过默想，暴露于惊恐发作时的躯体感受，
以消除患者对各种自主神经反应的恐惧。可将不同场
景按恐惧程度分为几个等级，先从最低等级开始，感
觉紧张时通过转移注意力和呼吸放松来调节，当对这
一等级适应后再开始下一等级的想象暴露。对有恐怖
性回避行为或继发广场恐怖的患者，宜采取现场暴露，
使患者能逐步适应害怕的情境。

（3）放松训练

平时练习呼吸放松和渐进式肌肉放松，可按照从
上到下的顺序依次收缩和放松头面部、上肢胸腹部、
下肢各组肌肉，以达到减轻焦虑的目的。也可学会保
健气功，放松全身肌肉、调节呼吸、意守丹田，消除
杂念。

（4）运动疗法

患者可循序渐进进行规律性的跑步。跑步治疗较
药物治疗起效慢，退出率高，但疗效相当好，所以拒
绝服药的患者可以考虑运动疗法。在最初4周，要使
患者开始规律的跑步比较困难，可以在亲属陪伴下落
实锻炼计划，大多数患者只要能坚持下来，会取得满

意疗效。

（5）药物治疗

药物治疗对惊恐发作的治疗效果快速明显。对发作不频繁以及发作有限的患者，短期服用阿普唑仑等抗焦虑药物并配合心理治疗即可。对病史较长，发作频繁且症状严重的患者，可服用一些新型的抗抑郁和抗焦虑药物，同时配合心理治疗。药物使用一定要在医生指导下规律服用，盲目地使用和盲目地停药都会造成病情的反复。

从以上分享的小案例我们不难看出，焦虑是非常常见的症状。即使我们有了焦虑症，也不用怕，只要进行积极的心理调适，并在医生的指导下进行药物和相关治疗，我们就一定会恢复正常。温馨提示，药物治疗一定要在医生的指导下进行服药，切不可自行用药。

55 临床实例分享：用叙事疗法缓解疫情带来的焦虑状态

1. 案例介绍

来访者女，26岁，因"发热8天，紧张、担心、失眠3天"咨询。8天前，来访者受凉后出现发热，多次测体温波动在 37.3 ～ 38.2℃之间，同时伴咽干、流涕，在当地医院发热门诊就诊，通过血常规、胸部 CT 检查，不考虑"新冠肺炎"，诊断"急性上呼吸道感染"，经口服抗病毒口服液、维 C 银翘片 3 天后体温下降，咽干、流涕明显好转。春节期间在家休息，每天浏览、关注"新冠肺炎"发病情况。咨询前 3 天感觉自己虽然不发热、身体没有不舒服的表现了，胸部 CT 和核酸检测正常，但也不能够完全排除"新型冠状病毒肺炎"，开始出现紧张、担心情绪，认为自己虽然没有正面接触过湖北人，春节前仍然每天乘坐公交、地铁上下班，中午在公司附近就餐，难免接触到网络上所言的新冠病毒潜在传播者"B"，仍然可能会受到感染，于是，出现失眠。上床 2 ～ 3 小时方可入睡，容易醒，每晚醒 2 ～ 3 次，醒后难以入睡，每晚睡眠 2 ～ 4 小时，白天精神不好，食欲不振。近日在家每天测体温 10 来次，在家里也戴口罩，让家人离开自己 2 米远，每天洗手几十次，洗得都掉皮了，床单被套每天要换洗，不敢跨出大门，父母、爱人都说自己得了"神经病"，无法忍受，让找心理医生来咨询。

初步考虑：焦虑状态。

2. 咨询过程

（1）耐心、认真倾听来访者的故事，理清心理咨询目标是"减少咨询者对自己得"新冠肺炎"的紧张、担忧情绪"。

（2）采用后现代叙事治疗的理论和技术，帮助来访者与焦虑对话、与冠状病毒对话、与寄宿冠状病毒的宿主蝙蝠对话。

假如焦虑会说话，它会说什么？假如冠状病毒会说话，它会说什么？假如蝙蝠会说话，它会说什么？

来访者回答，假如焦虑会说话，它会催着自己戴口罩、勤洗手、勤换衣服和被褥，多看信息少生病；

假如冠状病毒会说话，它会说，这个世界是你们的，也是我们的，我们这么厉害，是因为你们人类的科学技术还不厉害，杀不死我们；

假如蝙蝠会说话，它会说，你看我们可以和很多病毒和平相处，相安无事，为什么你们人类不行呢？我已经把自己长这么丑了，躲在山洞里，白天不出来，晚上才出来，你们干吗还要吃我们呀？

（3）采用叙事治疗的外化技术，给咨询目标的"焦虑情绪"命名，经过思考，来访者将其命名为"小焦"，建议咨询结束后继续与"小焦"对话，看看小焦怎么来到自己生活当中，以及对自己生活的影响。

（4）采用焦点解决短程心理治疗技术，让来访者对心理上的焦虑情绪打分，最高分是 10 分的话，在访谈开始前，来访者给焦虑打 8 分，在心理咨询师的引导下和焦虑对话后，给焦虑打 5 分。来访者当场说今天这个咨询很有效。

3. 咨询感悟

在当前疫情的特殊关键时期，来访者出现"紧张、担心"的焦虑情绪和恐慌心理，出现每天频繁洗手几十次、每天换洗衣服被套、在家戴口罩、不让家人接近、不敢跨出大门等行为，都是一种"非正常时期的正常反应"。

心理咨询可以与这些焦虑、恐慌情绪和异常行为对话，给他们起名字，看看这些不良情绪和行为是怎么来到自己生活当中的以及对自己生活的影响。这样的对话和命名，其一，可以把特殊时期的不良情绪和作为人的来访者分开，当来访者意识到不良情绪是个有名字的家伙时，来访者本人就和这些作为问题的不良情绪分开了，来访者本人就不再是家人眼里需要心理咨询的"神经病"，而是一个面对"不良情绪"的"人"，来访者就会逐渐滋生力量去面对作为问题的不良情绪；其二，当来访者可以给"不良情绪"命名并对话的时候，思索这些"不良情绪"怎么来到自己生活当中，以及对自己有影响的时候，来访者可能就会把这个"不良情绪"当作一个客人，一个生命中特殊时期的过客，来访者可能就会和"不良情绪"和解、和平共处，这样最起码来访者的"焦虑情绪"

就会自动平静下来；其三，心理咨询的目标是和解，与不良情绪和解、和平共处，甚至"解构"出不良情绪对防控疫情的积极作用，而不是把不良情绪当作敌人去消灭。

 隔离中：有效应对心累的感觉

居家隔离为何还心累呢？自"新冠肺炎"疫情暴发以来，各地陆续采取居家隔离措施开始，至今已经过去数日。居家隔离要求人们不出门、不串门、不聚会，这样的方式是当前防控疫情最有效的措施，任何一个有社会责任感的公民，都会严格执行。人们本以为可以利用这段时间好好休息，但脑袋里却依旧止不住胡思乱想，身体不仅没有放松，反而会倍感到心累。这是为什么呢？

1. 突发疫情带来应激反应后心"累"了

现在请闭上眼，深呼吸并感受一下，你的脖子、胸口或者身体其他部位有没有感到僵硬、紧绷？同时，你可能觉得情绪很烦躁、心跳加快，即便坐着也没法安稳下来？如果你有这样的感觉，说明你可能正处于紧绷的状态中。为什么我们会感到身体紧绷？如何缓解这种紧绷的状态呢？

（1）应激反应

心理学家汉斯·塞里说，"应激是机体遭遇外界或内部的各种异常刺激后所产生的非特异性反应的总和。"异常刺激称为刺激源，即是指个体遭遇并体会的各种灾难性事件。

应激反应的表现形式有：

身体上的变化。身体上会出现肌肉的高度紧张、头痛，睡眠紊乱，无食欲，消化不良等胃肠道变化。同时，个体可能感到自己全身的血液都在沸腾，脑后的毛发竖了起来，心脏似乎提到了嗓子眼上。

心理上的变化。心理上会出现注意力不集中，反应迟钝，推理和判断能力下降；同时出现极度的焦虑、抑郁情绪，情绪低落、表情淡漠，感到烦躁不安，并可能有社会功能退缩，放弃以前的兴趣等心理特点。

行为上的变化。行为上多数会出现躲避和警觉的反应，出现逃避现实、强迫行为。工作能力下降，技术水平降低。

（2）心"累"了

以下是对科学定义的通俗理解：在我们没有进行大幅度运动的时候，人体内的肌肉仍在持续不断地使用能量。比如，我们的四肢会根据自己的想法去行动，心脏和消化系统肌肉一直在运动等。人们会因为外界刺激和情绪变化进入紧绷的状态，居家隔离人员或因对疫情的担忧，或因对生活物资消耗缺乏信心，出现了焦虑、紧张、恐慌等一系列心理反应，这些反应都会消耗心理能量。尽管待在家里一动不动，一天下来也会觉得筋疲力尽。因为在我们没有察觉的时候，自己的情绪一直催促着体内的肌肉在耗能。

每个人都有能量上限，一旦超出了上限就会紧绷，长期的紧绷的状态会使得你越来越紧张，损伤你的身体和精神，降低你的能量上限，导致紧绷状态更容易持续，最终造成恶性循环。此刻不得不说，你处于了心"累"的状态。

2. 满足机体的需要，真正地做到放松

当你进入紧绷状态时，真正需要做的就是——放松。

所谓放松，指的是一种不激动也没有不安的状态。在放松状态下，人们会感到平静和愉悦。正确地放松对我们的生活和工作有诸多好处，有研究提出，适当的紧绷感加上及时放松可以帮助人们进行自我提升。

如何在居家隔离期间获得真正地放松，给自己"放假"，首先需要对自己的能量消耗进行良好合理地分配。娱乐活动可以带来愉悦感，但不一定能够让你放松，因为整个过程中它依然在耗费你的能量。比如选择玩手机或是看电影等娱乐活动，你的大脑仍然在兴奋地抓取信息、分析信息。所以才会出现在娱乐结束之后，反而觉得头疼、疲倦。待在家里，绝不能"呆"

在家里。可以对这个特殊的假期制订个计划，写出活动和能量消耗的对比，选择那些可以给自己带来快乐且耗能较少的活动，可以是听音乐、看小说，等等。为自己构建一个有规律性的、可执行的活动时间框架，能够迅速提高自己的掌控感和安定感。

其次，居家隔离也是难得的一家人相伴的时光。和家人一起唠唠家常、聊聊趣事，注意不要过多地谈论疫情、负面信息等让人感到紧张的内容；或是一起下厨、一起玩游戏。甚至不必一直聊天，和信任熟悉的亲人共处一个空间里也会有放松安抚的效果。如果感到自己有较严重的负性情绪无法缓解，请及时向心理卫生专业人士寻求心理援助，可以拨打心理热线、网上寻求心理咨询服务，必要时去精神专科门诊。最后，为大家分享一种渐进性肌肉放松训练法（PMR），这是一种身体各部分肌肉收缩放松交替的训练，可使个体体验紧张和放松的感觉，最终达到身心放松的目的。

3. 如何真正放松，用科学方法来指导

在这个特殊的时期，希望每一个坚持居家隔离人员都能够学会放松，缓解自己的内心紧绷感，给自己的身心放个假，保持情绪稳定，提高自身免疫力。没有一个冬天不可逾越，没有一个春天不会到来，我们一起期盼春暖花开。

上下同欲者胜，同舟共济者赢

恐慌情绪产生的根源在于人们丧失了确定感、控制感和安全感。重大公共卫生事件中，人们容易出现恐慌、焦虑、抑郁、烦躁、偏执、麻木等情绪，诱发各种臆想和猜测，陷入负性情绪恶性循环。疫情防控阻击战既要消毒抗毒，更要防心理病毒，既要诊治肺炎传染者，也要疏导心理感染者。

1. 理性分析，多维认知

客观认知而非批判思维。恐慌情绪容易相互影响和传播，造成公众的非理性行为，人们会选择性地关注对自身威胁较大、与自身有密切关联的信息，容易造成错觉判断。正确认知是防控疫情的前提，战胜被自媒体放大的恐惧，需要权威媒体敏锐感知民众心理关注点、敏感点，及时发布客观全面、权威可信的信息。

适度关注而非信息过载。互联网时代，人们主动或被动接受了各种良莠不齐的信息，当信息过载时，精力会过度聚焦疫情，造成心理反噬效应，加重内在心理压力，产生心烦意乱，身心疲惫的感觉。坚信主渠道信息来源，减少朋友圈非主渠道疫情信息摄入数量，可在适度关注疫情动态的同时，发展培育个人家居兴趣爱好，拓宽各种知识信息阅读视域范围。

换位思考而非偏激指责。换位思考，为他人着想，想人所想，理解至上。在安全威胁下，人们容易站在道义高点，谴责、谩骂、指责，实施道德绑架。面对疫情，应换位思考，抛开指责问题，把精力聚焦于如何应对疫情，解决当下问题，人人都当"臭皮匠"，争当问题"解决人"，出点子，想办法，拿对策。

2. 赋予意义，超越恐慌

当你用负性的视角看待世界，世界充满抱怨和压力；你用积极正向的视角看待世界，世界充满活力与意义。转危为机，寻找疫情的正面意义，以积极情感和正向态度，赋予应激事件意义，可以有效克服恐慌情绪。抗疫逆行的最美背影，让束手无策的普通民众，看到了希望，感受到力量，激发了生活热情。

疫情危险但却助推凝聚民心。最能锻炼一个民族的，是重大危机；最能考验一个民族的，是危机中的向心力；最能助推国家发展的，是应对危机的能力。医护人员作为逆行者，挺身而出；工程人员创造世界建筑奇迹；民众服从号召，居家抗疫。祖国在行动，军队在行动，人民在行动，让世界看到了一个上下齐心、众志成城、坚韧自信的中华民族。

道路阻隔但却丰富家庭情感。既然大家都出不去，何不走进家庭成员内心世界呢？利用难得的居家时间，运用表扬轰炸技术，赞赏家庭成员在平时和疫情期间的点点滴滴，让大家感受到存在感和价值感。你可委婉表达在家庭中未被满足的需求和没被看到的情绪，重塑家庭成员彼此的关系，把对外界世界的探索需求转移到对家庭情感世界的探索。

3. 规律生活，转移焦虑

正念愉悦而非焦虑。为防止疫情传播，居家防疫就是对抗疫最大的贡献。但居家时间久了，生活作息不规律、白天黑夜颠倒、不安全因素会明显增加，容易出现易激惹、烦躁等情绪。越是非常时期，我们越应保持平和心态，掌握运用正念冥想的方法、技巧，构建"心灵安全小屋"，感受宁静祥和，释放压力，稳定情绪。

适度娱乐而非游戏人生。根据家庭成员体质和兴趣爱好娱乐，制订娱乐活动清单，适度增加家庭运动操、家庭心理拓展项目，把时间从手机刷屏诱发的焦虑、网络游戏引发的上瘾症中剥离出来，放松身心，提高生活质量和乐趣。

品味生活而非慵懒无趣。适度的焦虑能够动员个体保持高度的紧张状态，帮助个体不断学习知识、技能，集中力量应对突发危机。保持健康作息时间、保持健康饮食，才能始终保持健康的精神状态。居家休息时间，学会自我放松，看书、看电视、听音乐等都能提升生活质量和品位，养成良好的生活习惯。

4. 掌控局域，科学防护

传播知识而非"喇叭中介"。不确定感来自于对疫情的不了解，战胜疫情恐慌需要积极学习和传播疫情科学知识。相信科学，传播正能量，及时向身边人传播科学知识，不造谣、不信谣、不传谣，克服谣言放大产生的恐慌，从我做起、从身边人做起，不当未确定、非权威、不可靠信息的"中介"。

排查隐患而非"草木皆兵"。加强隐患排查和安全防护，提高对身边局部环境的掌控感，是我们最方便、最有效建立心理安全感的方法。疫情关乎生命安全，排查周边隐患是避免感染新冠病毒肺炎的必要手段，但"风声鹤唳，草木皆兵"却徒增恐慌、有害无益。减少人员聚集和走动，友好拒绝他人来访，降低感染风险，强化对局部环境的掌控感。

科学防护而非"全副武装"。科学防治是打赢疫情防控阻击战的关键，加强个人防护是有效避免感染病毒的重要手段。但过犹不及，科学防护不是盲目追求"全副武装"。相信科学，相信权威，出门戴口罩、多通风、勤洗手，按照科学防护指南做好个人和家人防护，提高安全感。

5. 建构自信，增强信任

相信祖国，坚定必胜信念。疫情面前，生命至上。

关键时刻，要相信党和国家始终将人民群众的生命安全和身体健康放在第一位，相信有党中央习主席的坚强领导、有集中力量办大事的制度优势、有以人民为中心的工作导向，相信有勇挑重担的人民军队和有经历过 SARS、H7N9 等防疫经验的过硬医疗队伍，坚定打赢疫情防控阻击战的必胜信念。

相信他人，携手共克时艰。疫情的传播引发人际信任危机，谣言引发医患、亲友、邻里关系相互疏远和猜忌，社会群体和个人发生各种非理性竞争和攻讦。面对疫情挑战，需要我们放弃地域歧视，减少沟通成本，吸收和动员最广大人民的力量，同舟共济，携手防控疫情，共克时艰。

相信自我，强化责任担当。自信是对自我的肯定认知，是对未来发展情况的积极预期。相信自我，以良好的身心状态和饱满的精神状态应对疫情带来的负性情绪。强化责任担当，弘扬主旋律，传播正能量，以自信的人格魅力感染人，以过硬的战斗意志鼓舞人，共同吹响打赢疫情防控阻击战的"冲锋号"。

 热线电话心理干预者的自我关怀

由于"新冠肺炎"病毒的传染性问题，热线电话成为当前抗击疫情心理干预的主要模式。

热线电话心理危机干预特征：

热线心理危机干预具有两个要素：一是"热线"；二是"危机"。①对热线干预而言。它缺失了人们在日常交流过程中，通过非言语形式传递的信息。通常人们的面部表情、目光的接触，动作姿态、手势和彼此的空间距离等传递着 65% 的信息。在热线电话里，面对面心理干预中发挥重要作用的非言语信息就可能失真而丧失了所有的非言语信息，即便通过微信视频方式，仍然不能准确通过细微的情绪变化和行为反应提供各干预者准确的信息。干预的功夫全集中在了"听"和"说"上，难度很大；②对危机而言。据统计，热线危机干预比例中有很高的部分属于高危来电，这就意味着来电者的情况可能十分恶劣，此时干预的效果直接关系到来电者的性命。当然，在疫情期间的热线电话多数应该是困惑问题、担心问题。

因此对开通疫情心理危机干预热线的心理工作者要求非常高。既要反应迅速，又要准确识别并评估求助者的心理问题以及心理状态，同时还要有及时、高效、具体的解决方法。在这样的高标准之下，热线工作人员在工作中很容易出现焦虑、挫败、无助、低价值感、自我怀疑乃至身心耗竭等心理反应，会极大影响自身的身心健康。因此，救助人员的自我关怀就显得尤为重要。

1. 科学施助，学会设置自我边界

疫情面前，对任何人提供任何形式的心理援助行为都要在统一的组织下，执行统一的规范标准，而不要"想当然"和"单打独斗"。要接受统一的科学、规范的专业培训，哪怕是专业的心理咨询师和心理治疗师。需要我们提前做好预案，要进行自我设置，确定每天工作时间和每周工作的时间。清楚自己能解决什么问题，不能解决什么问题；在热线电话干预咨询当中，超出自己能力范围内的个案，要勇敢表达自己的能力不足，适时转介；对理解错误的信息，要勇于向来访者表示失误，避免求助者产生二次伤害，同时避免施助者产生内疚等心理。

2. 与身体拥抱，自我情绪安抚

时刻保持自我警觉，一旦发觉自己对个案过多的情感卷入，或情绪暴躁，或对家人、同事出现攻击、易激惹等，要及时进行情绪清理，以及身体关爱。每天工作结束后，心理工作者可进行自我关怀身体扫描练习。

自我关怀身体扫描练习。平躺在床或地板上，缓缓放下手臂，手臂距离身体15厘米左右。分开双腿，与肩同宽，从头部开始，注意头皮的感觉，是痒、刺痛、热还是冷？然后关注是否有不舒适的感觉。如果有，试着放松，缓解这一区域的紧张，并把这种关爱、关心传至这一区域。心中以缓和、舒适的声音默念：可怜的宝贝 / 亲爱的某某某，这有点紧张，没关系，放松就好。如果对这部分传递了关怀，就把注意力转移到下一个部位。面孔、脑后、脖子、肩膀、手臂、前胸、背部、骨盆区域、臀部、腿部。每对一个区域进行扫描时，都检测一下这里是否感觉紧张，关怀你的痛苦，试着去缓和、放松、安抚这一区域。

自我拥抱练习。寻找一个安全、安静的环境。给自己一个温暖的拥抱，柔和地轻抚自己的双臂和脸颊，或者轻轻地摆动自己的身体，要表达出传递爱、关切与温柔的姿势。也可以曲臂，拥抱自己的双肩，让自己的身体感受到温暖、柔和、镇静。每天数次。

3. 觉察自我，善待自己

心理工作者要使用关怀式自我交谈方式。改变批评式的自我交谈的方法：第一步，觉察自己何时会出现自我批评，当出现自我批评时，详细记录这些词汇。第二步，以自我关怀的方式柔化自我批评的声音。例如，对刚刚做完的咨询觉得自己不够好时，把"我太笨了"这句变成这样的对话"你这样批评自己，只是想让自己觉得安全，给自己指出提高的方向。但是，你严厉的批评无济于事，不要这样批评自己了。"第三步，以亲切、友好、积极的方式重新编排这些话语。

"我只是一个普通人，每个普通人都有不足，我已经尽全力了。在新冠疫情面前，我可以主动关怀他人，我已经很好了。"

4. 改变旧思维，提高自我价值感

欣赏自己，改变老旧思维习惯，提高自我价值感。在一张纸上，列出自己真正喜欢并欣赏的十项优秀品质（这些品质并不是一直具有的，而是偶尔会有的）。在写下这些品质的时候，观察自己是不是产生了不舒服的感觉，比如尴尬、陌生感等，如果这些不舒服感产生了。试着告诉自己，这并不是说自己比其他人更优秀，或者自己是完美的；仅仅是注意到了自己偶尔会表现出来的优秀品质，每个人都有优点。观察自己是不是已经承认并悦纳了自己具有这些优秀品质的感觉，细细欣赏这些优秀品质，并把他们融入自己的内心。

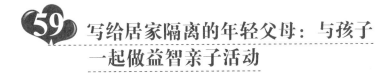

59 写给居家隔离的年轻父母：与孩子一起做益智亲子活动

由于冠状病毒的突然袭击，今年的寒假特别长，小朋友们不能去学校，也不能找朋友们玩儿，每天学习和游戏都在家里，书本和电子产品成为最亲密的伙

伴。家长最担心的就是小朋友的眼睛了!

眼科医生告诉我们"20-20-20"的方法,就是连续用眼超过 20 分钟,就要看远处 20 英尺(6 米),休息 20 秒钟。可是,小朋友很难做到,会觉得远望很无聊,很难坚持。下面就介绍几个小游戏,不仅可以帮助小朋友保护好眼睛,还可以帮助锻炼大脑哦!

1. 让孩子数窗户:培养观察力、思维力和推理能力

数窗外高楼有多少个窗户,可以用比赛的方式看谁数得快,数得准。如果小朋友可以快而准确地数出来,就可以加大难度,两个两个窗户数,三个三个窗户数……

这种方法对孩子视觉注意力和计算能力的提高很有帮助,特别是多个窗户一起数的方法。以一次查三个窗户为例,首先要一眼盯住最上部的三个窗户,记住底部窗户的位置,并数 3(或记忆为 1);移动视线,以第四个窗户为起始点,一眼注视下面三个窗户,记住底部窗户的位置,计算 $2 \times 3 = 6$(或记忆 2)……依次类推,往下移动,最后再加上不够 3 的窗户数。这个过程可以训练孩子注意力的广度、稳定性和转移性,以及计算能力和执行能力。

在数窗户的过程中,还能培养孩子的观察力、思维力和推理能力。孩子会提出各种有意思的问题。比

如，我们跟孩子玩这个游戏的时候，孩子问："两个楼都是18层，为什么这个楼就高，那个楼就矮？"当我跟他讲远处的物体看起来大的科学原理时，他争辩说："是因为这个楼的窗户大，那个楼的窗户小，每个都有差距，积累起来就矮了。"我说出了我的理由，这两座房子外观一样，新旧程度也一样，我判断它们是同一个工程师并在同一时间建造出来的，它们的高度应该差距不大……孩子反驳说："你看那根绳子（是电线）它在高楼的第七个窗户上，它在矮楼的第八个窗户上。"……看，孩子总会给你惊喜！

2. 你说我找：寻找窗外的景物，锻炼视觉搜索能力

家长说出窗外一个物体，小朋友要迅速地找到这个物体并报告物体的位置。之后，两个人再互换。开始玩时，以固定的范围作为搜索途径，逐渐扩展到视觉的所有范围。

例如，第几个窗户上贴着窗花，是简单的游戏，固定了视觉搜索范围和方位报出的方式；如果问红色的小汽车在哪里？搜的方向就扩大到了整个窗外的地面，需要报告汽车的方位以及周围有特点的景物；如果说灯笼有几个？这就拓展到整个视觉空间里，也许左边路灯上挂了一些，右边学校的操场上挂了一些，前方住户的家门口又挂上了几个。

这个游戏训练孩子的视觉搜索能力和方位表达的语言能力。孩子们需要快速地扫描、发现、定位周围的事物，提问题的时候需要动脑筋思考并找到不易被发现或者具有迷惑性的事物，在回答的时候需要组织语言并报告事物周围的特点。这种无压力的游戏也会让孩子得到快乐和成就感。

3. 凭空画画：想象力和语言表达的培养

晴朗的天空中飘着各异的白云，太阳初升或夕阳西下之时染红的天空，或是冬季北方窗棂上的霜花，烟囱中升起缕缕的烟，都是想象的素材。

只要问问孩子：看看这像什么？他们会一口气说出无数的想象，男孩子们会说：像斧头、小狗、狮子、恐龙、怪兽、奥特曼……女孩子会说：像花朵、皇冠、小兔子、艾莎公主……

之后，让孩子以天空作为画板，移动和增添想象的事物，构成完整的图画，例如，可跟孩子说：你把天空作为画板吧！把斧头、小狗、狮子、恐龙、怪兽和奥特曼摆放在不同的位置上，当然你想在画面上再增加和涂抹都可以。

最后，让孩子把这个图画变成一个故事。在这个过程中，孩子的经历、想法、体验和情绪会投身到想象的画面和故事中。通过这个方法，一方面，锻炼了孩子的想象力和语言表达能力；另一方面，通过无压力地表达可以抒发孩子的内心感受，释放被压抑的情绪。家长也可以通过孩子描述的故事，理解孩子内心的所思和所想。对孩子的教育也会有的放矢，从而建立良好的亲子关系。

让我们一起玩儿起来吧，让大脑越来越聪明，眼睛越来越明亮！

居家隔离：以舞养神、以舞致静

疫情当前，"宅"在家里的人们，从年三十开始到正月十五已过，这个春节似乎过得漫长而安静，有人清静、有人心烦。有人说每逢佳节胖三斤，你胖了几斤？有人日复一日地等待，消耗与自我放纵着时光，陷入更深的焦虑情绪。然而，我们却发现有人充分利用这段时间静以修行，以舞养神，身心快乐。如是，真的恭喜你，你在回归自我，以此实现身心畅游、修心养神，实属高人。

1. 人生最好的境界是丰富的安静

是时候对身心进行调整了，需要动起来了，动静结合，才能保证我们的身心健康。舞动治疗又称舞蹈治疗，即运用舞蹈活动过程或即兴动作促进个体情绪、情感、身体、心灵、认知和人际等层面的整合。舞动治疗起源于德国，是一种新型的心理治疗模式，不囿于医学模式和语言治疗，属于创造性艺术治疗，最终实现身心协调。

我国中医上讲"太上养神、其次养形"，又有"形神相印""拟形于心"之说。初步研究发现，舞蹈对缓解人的焦虑状态具有一定积极的作用。在身体层面上，舞蹈能帮助人们加强肢体的协调能力，提高身体素质；在情感层面上，它帮助人们变得更愉悦和自信，充分释放人潜在的焦虑、愤怒、抑郁、悲伤等不良情绪，化解心理创伤，建立正向的身体记忆。所以说舞蹈疗法既可养形，更可养神。

2. 以舞养神、以舞制静，让我们一起跳

跳起来，跳起来吧。今天给大家介绍一个适合于家中练习的舞蹈动作，与应用于心理治疗中的传统舞蹈相比，更有其独特之处，它是以中医基础理论为指导，以生命发展规律为依据，通过调理和修炼来达到增强体质、防治疾病、身心调和的目的。舞蹈动作可刺激到足厥阴肝经、手少阴心经、手厥阴心包经等经络，亦可拍打按揉到大敦、极泉、曲泽、少海、神门等诸多穴位，强调情绪和身体的相互连接性，能够促进心理健康。借助舞动的方式，可柔软肢体、释放情绪、正念内观、平和心态，同时也可增加活动量，让我们宅在家中也能燃烧卡路里，保持愉悦的心情。正所谓：以舞养神，以舞为乐！

（1）跳起来，我们一起跳

春天是天地俱生，万物生发的时节，即使我们在家中，也应该闲而不懒，闲而不慵，让我们来学习两组简单而优美的动作：

第一组，本组动作通过拉伸大腿内侧肌群，主要刺激足厥阴肝经，肝主藏血，有疏泄的功能。手臂向上与肩同宽，腹部肌肉收紧，后脊柱直立，通过多次反复扩胸动作，最大限度地宽胸理气，使周身气血畅通，疏通经脉与气道，愉悦心情。

第二组，本组动作除了刺激手少阴心经，还将挤压到神门穴，拍打到腋下的极泉穴，改善心烦、失眠的问题，更可宽胸理气、通经活络，养心护心，令人心旷神怡。

（2）舞动心灵觉醒

在整个练习中要保持腹部收紧，身体中正，不论是含胸还是伸展，都要做到极致，拍打穴位要到位，方能起到保健作用。心灵的觉醒，包括身体的培养，合理的膳食，适度的运动，当理智、情感和身体三者处于完全和谐时，心灵的绽放就会自然地、不费力地、完美地到来。

挖掘"例外"：找到快乐，摆脱疫期的困扰

明明是一张图片，结果人们却看到了不同。心理学课程上会给出这样的图片启发我们的认知。

譬如，同一张图片，有人眼前看到的是一位戴着皇冠的公主，有人却看到一张面目狰狞的巫婆的脸。之所以会有如此差异，是图片给我们呈现的角度不同，因为人的知觉具有选择性、理解性、整体性等特点。生活中同样问题，仁者见仁、智者见智的情况实在太多，但是我们相信一定有最好的方式，可以减轻我们的心理负荷，让我们的心情总处于舒畅之中。除了用心灵鸡汤补充我们，促进积极思维以外，本文从焦点解决心理治疗的角度来介绍一个如何挖掘"例外"，找寻自身资源和能量的实用方法，以拓展自己的正向知觉。

1. 凡事都有"例外"

凡事都有例外。然而，在生活中很多人习惯性地关注不好的"例外"，却很少关注好的"例外"。譬如居家隔离，很多年轻父母可能都会抱怨孩子太吵闹，让自己感到精疲力竭。这个时候，请他们仔细想一下，孩子在什么时候是相对安静的呢？有些人可能会迅速说，"给娃一个手机玩猫猫游戏呗。"这并不是一个正向建议。我们不妨再想一想，在不玩手机游戏时，孩子在什么时候是相对不闹腾的呢？

其实，我们可能会找到很多的答案。譬如，两岁的孩子突然被某个绘本吸引，原本并不爱看书的娃突然安静地看了几分钟。细心的父母不难发现其中的秘密。原来，这是一本关于恐龙的绘本，里面的图画和电视里的恐龙很像。于是，父母给孩子准备了成套的恐龙绘本，并且和孩子一起模拟动画片中的场景。在轻松愉快的亲子互动中，这个孩子很可能就会爱上恐龙绘本，爱上阅读。

2. 变个样式的 "例外"

譬如，在接听心理热线时，有些人会抱怨说，"我从大年初一开始到现在，晚上就没有睡过一个安稳觉；脑子里全是病毒和疫情的消息。我也试了网上推荐的各种安眠放松法，通通都没用！"我们不妨问问，从初一到现在有没有哪一天的睡眠没有那么糟糕。有的人可能会说，"初五那天，我主动给家里人做了顿饭。大家都说好吃。因为我平时忙工作，饭都是妻子准备的，但那天她生病了……"

这个时候，可以请他不妨试一试，在居家工作的时候，每天抽出两个小时来给家人做顿饭，也许睡眠就能够得到改善；同时，网络办公的紧张状态也能得到调整。如果，当他感到仅仅做饭也无法调节的时候，他也可以试着用其他相似的活动来调节身心和睡眠。

3. 积极地寻找"例外"

还有一些人会承认自己的生活里有很多好的"例外"，但是，他们却不愿意去寻找"例外"。因为，他们认为"例外"只是一个小概率事物，把精力放在小概率事物上是很不划算的。一次"例外"尝试也许确实不能马上见到预期的效果，但是，如果我们在生活中坚持有意识地去发掘那些正向的"例外"，并且在决策和行动上一点一滴地巩固和加强，"多做一些"就会形成一个滚雪球效应，甚至可能使原本糟糕的生活发生质的改变。

例如，当一位疑似感染，隔离治疗的中年妇女说，"自从隔离以后,感觉每天都很难熬,很糟糕的状态,没有任何好的时候。"我们问她，"那什么时候感到不那么糟糕呢？"她一时说不上来。于是，我们就把糟糕划分为黑色的等级，即10分为深黑，7分为浅黑，3分为灰黑，1分为灰白。然后，请她定义隔离以来每天的分数。

我们通过用比较级的形式找到了她生活中的"例外"。随后，我们再来挖掘资源：从10分到7分是因为发生了什么改变呢？她说，"每周三，爱人和孩子会隔着玻璃来探视，并能亲口告诉我家里都好。那时候，自己感觉会没那么糟糕。"于是，我们就发现了这个"不那么糟糕的""例外"。那么，在无法增加探视次数的情况下，有什么办法可以达到类似效果呢？

进一步挖掘的时候，我们会发现，如果爱人每天能够在固定时间把孩子当天作业完成的情况拍图发给她，她就觉得没那么糟糕。是什么力量让她把糟糕状态一直维持在 8 分，而没有变成更糟的 10 分呢？她说，"是因为感觉到家人对我的爱，让自己能坚持继续等待。"

4. 帮助他人挖掘"例外"

有时候，在心理咨询过程中，心理咨询师会面对曾经有过自杀念头的来访者，他们会说自己感到很绝望、很糟糕。运用挖掘"例外"的方法，能够使他们发现，如今依然能够坚持活下来，这本身已经很勇敢，很不容易了，这也是糟糕部分的"例外"。然后，心理咨询师通过询问来访者是如何挺过来的，就可以挖掘出来访者更多的心灵能量和心灵资源。

身处抗疫一线的人们，其中会有不少人觉得自己心里很慌，状态不太好。此时，我们还是可以来挖掘"例外"。譬如，我们可能会发现：某位护士在和某位医生搭班的时候就觉得没那么慌；某位护士只要上班前能跟家人说上几句话，一天的心情就不会那么沉重；某位医生只要能保证白天有 30 分钟的休息就感觉没那么疲惫……这些都是非常可贵的"例外"，帮助医务工作者找到这些"例外"，对于他们在高强度、高压力的工作环境当中，保持内心的稳定和力量感非常有益。

我们的一生当中，可能没有那么多的完美，也不会一直那么勇敢、那么乐观……。然而，通过挖掘"例外"的过程，我们总能探索出自身潜在的力量。这股力量就像潜伏在海平面之下的冰山。只是很多时候，海面上的冰山一角被我们遗忘、忽视，甚至视而不见。这些隐匿的"例外"，就像我们生命里散落的珍珠。当我们静下心来，仔细审视，把这些珍珠串起来，重新建构，就会形成一条美丽的生命之链——它们闪耀的光泽，将会持续滋养我们的内在世界，助力我们抵御外界的纷扰。

 62 发热门诊医生如何避免心理耗竭感

作为一名后方医院发热门诊的医生，也是一名心理咨询师，特别想和大家分享一下自己在发热门诊避免心理耗竭的经验与体会。

1. 每一天的工作都是在战斗

在发热门诊，我们医护人员每一天都在重复着前一日的工作流程，穿着厚厚的防护服，戴着可能影响视线但必须防护的护目镜，N95"密不透风"地罩住口鼻……想起前线战友的工作，我们为着"铠甲"、战疫情的他们深感自豪；同时，我们骨子里的热血在沸腾；是无所畏惧的豪情，更是使命和责任的担当。每一天，我们都在发热门诊值班，严阵以待，与前线的战友们砥砺前行。

庚子之春被突如其来的疫情打破了祥和的气氛。一声号令，单位召回了所有医生，而防控疫情的应急预案也是一遍遍地修改。

疫情初始，我们每个人一度感到迷茫而不知所措。各部门迅速配合，使得工作很快有了严格的流程和标准。我们严守后方医院发热门诊阵地，也做好准备随时出征。

2. 不在前线依旧身负战"疫"的责任

在这个特殊时期，每一位发热患者的来诊，都会让我们捏把汗。对患者详细地体格检查、必要地化验，以及必须包括流行病学史在内的详细问诊，都让我们生怕错过了哪个细节，深怕出现漏诊、误诊。

此刻，"健康所系，性命相托"的医学誓言就是高悬在我们头顶的达摩克利斯之剑。每当一名患者初步排除"新冠肺炎",我们都会长吁一口气;每当在发热隔离区观察的患者,查房时恢复了正常体温,都让值班医生那么开心!也许,那一刻我们紧绷的神经才会有片刻放松。

就这样,日日坚守,期待着春暖花开,期待着疫情消散,不知今夕是何年何月。晚上卸下"铠甲",我们才感觉到身心俱疲。夜深了,日记中记下战斗的每一天,发生的事,遇到的患者,思考的病情,明天的工作安排,等等。子夜时分,却在疲惫中辗转反侧,琢磨着那个患者的病情是否会好转?家里的女儿是否能照顾好自己?父亲的咳嗽是否好点了?

3. 压力生活状态需要阻击心理耗竭

半个月的高压力工作状态,几位医生缺少了平日的朗朗笑声;有限的交谈中,也是带着凝重的神色交流着病情与防疫心得。宿舍区的安静,仿佛是平日里的欢笑声按下了暂停键。发热的患者充满了恐慌和焦躁,一遍遍地与医生确认病情。医生也只好一遍遍不厌其烦地解释,稳定患者的情绪。问诊、答疑、解释、疏导……医生们每天不知得说多少话。转诊的标准,需要发热门诊医生的严格掌控,其中的压力可想而知。

随着时间流逝,发热门诊的医护人员逐渐出现疲惫、焦虑、失落、压力,甚至出现失眠和头疼。作为医生,我们也能切身体会到心理的耗竭。而作为一名心理咨询师，需要我们义不容辞去寻找合适的方式帮助发热门诊的医护人员去积极调适，应对不良的心理状态。此刻，我们也需要疏导，需要被安抚，需要被倾听，需要被关心，需要被理解，需要被支持。

4. 积极、规律的心理调节，做情绪的主人

我带领发热门诊的医护人员，每天积极进行心理调适，经过几天的规律性练习，疲惫、焦虑感明显缓解。下面，我们就如何调试发热门诊医生不良情绪的经验做以下总结：

（1）医院领导及时地关怀和慰问，可以给予医护人员动力和信心。

（2）医护人员之间要加强积极沟通。积极表达：表达倾诉自己觉察到的压力情绪，告知对方自己真实的心理感受；积极倾听：关注倾诉者的情绪变化，及时给予回应；如果需要，可以给予拥抱。医护心理互助，彼此激励，是有效获得群体能量的方式。

（3）加强社会支持。亲人、好友，其他非发热门诊的医生同事，可以适时进行电话、视频的问候。这样，可以使发热门诊医护人员从中获得情感的滋养，补充心理耗竭的能量。

（4）当医护人员出现焦虑不安，失眠困扰的情况时，就需要找专业人士开展进一步的心理援助。

（5）医护人员每天坚持正念练习，通过正念呼吸、正念行走、正念聆听觉察当下，从而降低对外界的过度思虑。

（6）艺术心理治疗，对缓解压力有明显的作用，可以起到缓解压力，疗愈心灵的效果。例如，我们会在晚饭后，有限范围内散步、唱歌（音乐治疗）；会在睡前正念练习一刻钟（失眠症状缓解明显）；隔日我们会进行简易的曼陀罗绘画（释放压力，凝神静气）等。

（7）一定要建立医生轮休轮班制度，让发热门诊医生适当休憩身心。

发热门诊医生的焦虑，必须得到适时调适，无论是自我疗愈或者团体心理减压、艺术疗愈，亦或是倾诉陪伴都会有积极的效果，为耗竭的心灵补充能量，保持持久战斗力。

期待春暖花开，期待疫情散去，山河无恙，岁月皆安。

63 为抗疫期间现场执法人员心理调适支招

在共同抗疫的战场上，好像整个城市都被按下了暂停键，但仍有很多人在辛苦地为公共事业的正常运转出力，他们是人民警察、记者，以及卫生部门、出入境口岸、公共交通等部门的工作人员……他们不能休息，长时间在公共场所执勤、服务，因此对专业技能和心理素质有着更高的要求，在做好安全防护的同时，帮助他们建立心理安全感，稳定情绪、缓解压力和恐惧感，调适心理状态尤为重要。

1. 构建自我认知

此次疫情中，权威部门迅速反应，及时发声，使公众对疾病有正确的认识，不轻信传言，选择官方、科学、可靠的消息。可选择一个权威的部门或媒体进行关注，学习了解本次肺炎的基本特征及防护常识。

2. 保持冷静、亲切、关爱他人

作为执法人员，既是社会大众的一部分，也是国家机关的代表，有着双重身份，可能在自我照顾的同时还需要安抚群众的情绪，该怎么办呢？主要掌握以下几点：熟练掌握新型冠状病毒肺炎基本医学特征和防护知识、常识；牢记发热群众或湖北籍群众的具体处置流程；在执法过程中，坚信此时此地，你是最专业的，用专业的态度对待群众，安抚群众的情绪，及时向群众科普一些疾病的正确防治，说服群众配合。最后一点最重要，请务必做好传染病的自我防护和执法过程中的法律保护。

3. 工作现场"抱团取暖"

在这个没有硝烟的战场中，你的领导和同事就是与你并肩作战的战友，没有谁比他们更懂你，当你焦虑、恐惧、困惑时，别忘了科室里的每位同事都是"行走的灭火器"。

表达即疗愈。利用一些时间尽可能地倾诉你对疫情的看法和感受，想哭就哭出来，不必假装坚强，你会发现：大家的感受非常类似，可以得到共鸣；关注他人，在同事遇到一些危机事件时主动帮助，尽力开解，用心倾听对方，在危难之中，这种相互支持弥足珍贵。在帮助别人的同时，也会缓解自己的焦虑。

患难见真情，也许通过这次疫情，你会更加了解你身边的每一个人，也许从前不熟悉，不在乎，但从今往后，你的生命里又多了十几个生死之交。

工作中遇到不尽如人意的地方不要责怪自己，也不要互相责备。危机事件后，多数人都处于应激状态，可能会出现这样或那样的状况，记住你没有责任解决所有人的所有问题，力所能及做好自己，不用因过去的事情为难自己；如果你是单位领导，那作为领导干部，需要实时掌握本单位人员的心理状态，多了解员工的工作、生活需要、情感需求和精神支持。特别是对湖北籍的员工，更应该关心他们的家庭困难和家庭成员健康状况。另外，焦虑会传染，领导布置工作的时候，要尽量保持镇定，避免将焦虑情绪传递给员工，员工在一种充满焦虑的情绪氛围之中工作，会体验到情绪紧张和无形中更大的工作压力，效果会适得其反。

64 论心力：家国天下，休戚与共

最近，无论是"山川异域，风月同天"，还是"岂曰无衣，与子同裳"，都让我们感受到中国古汉语文化的文字之美，意趣之美，智慧之美，炼句之美，渲染之美，灵光之美，这种种神来之美，美在真诚，美在走心。

在浩瀚的中国古汉语文化中，也蕴涵了丰富的心理学知识，与心理学有相融相通之处。一名心理工作者用文言文的方式，撰写了此篇《论心力》，在当下全民抗击疫情之时读来，会令人耳目一新，为战"疫"获取更大心力为之振奋。

《论心力》

夫心力，心之能量，魂之精魄，世人皆有，与生俱来之天性也。君不见，襁褓之中，秋千之上，竹马青梅者，见世间万物，人生百态，乃至一草一木，一颦一笑，皆以之为新奇，探究之奥妙，为之所动容。然逝者如斯夫，心力亦随年华老去而钝弱，磨砺受挫以至殆尽，此乃莫大之悲哉。故饱经沧桑而心力不减者，愈显弥足珍贵矣。

纵观古今，凡成大事者，心力莫不强焉。或志存高远，无患一城一池之得失；或铭记初心，不因五色五音而迷惘；或百折不回，纵逆水行舟而不退；或意气扬扬，面王屋太行而不惧；或破釜沉舟，置之死地而后生；抑或乐天知命，安守穷庐而宁心定志也。反之，心力羸弱者则多为庸碌，诸如心绪烦躁、得过且过、老气横秋、妄自尊大、喜怒无常，更有甚者，食不甘味，夜不能寐，扰人扰己，在此不一一言表。何故？并非智不足矣，实则尚乏内观、内省之技法，自律、自强之悟性。正可谓"人之力莫大于心"，心大而事小，心小而事大，心力强则诸事易成，心力不济则一事无成也。诚如袁宏道所言："世人所难得者惟趣，趣如山上之色，水中之味，花中之光，女中之态，虽善说者不能下一语，惟会心者知之。"心力亦是如此，得知（之还是知？）自然者深，得知（之还是知？）学问者浅。唯有定心、定见、定力方能去浮躁、强意志、得始终。

时值庚子之初，泱泱中华因疫蒙尘。君不见，骁勇三军、杏林医者、仁人志士受命于危难之中，奔波于多事之地，远故土，离血亲，忍孤寂，夜以继日，倾其全力以妙手回春之才，悬壶济世之德，救病患于生死一线。心怀天下，顶天立地，为天地之豪杰。何其壮哉！细细思量，其体肤非异于常人也，惟心力强矣。心强则体强，心之能量绵绵若存，用之不竭。故曰：心力之紧要，犹如髭须之于狸猫，利爪之于猛虎，锐目之于雄鹰，鳞甲之于蛟龙也。

天下兴亡，匹夫有责。家国天下，休戚与共。国人之心力，乃是国之心力。你我之辈，当尽心力以做事，尽心力以对人。惟愿春回大地，山河无恙，人事皆安，国运昌盛。

65 抗疫一线人员身心健康防护技巧

随着"新冠肺炎"蔓延，疫情防控到了关键阶段。冲在第一线的医护人员、武警官兵，以及疾病防控一线的所有"逆行人员"，正处于潜在的危机旋涡中心，直接面对危险的同时还要帮助他人。然而作为普通人的他们，褪下战袍也只是血肉之躯，更需要关照他们的身心状态。抗疫一线人员可以采用如下心理技术来维护身心健康，保持持久战斗力，打赢抗疫战。

1. 保护自己，做适当心理隔离

在持续的高强度、高压力的工作环境中，我们可能会出现不同程度的身体、行为、认知、情绪和关系层面的种种不良反应，所有这些反应都具有适应意义，都是正常人在面对非正常环境下的正常反应。此时，我们需要先保护好自己，保护好自己的感觉通道，能不看的尽量不要看，能不听的尽量不要听，使自己处于一个相对良好的战斗状态。要有意识地让自己的情绪、情感隔离一点儿，等到脱下防护服休息的时候，如果需要，自己可以大哭一场。有时间且有必要的时候，也可以拨打心理热线，进行心理按摩和心理抚慰。

2. 理解自己，牢记疫情的蔓延，患者的增多并不是你的错

工作时专注于做好眼前的每一个动作，专注于一个一个地帮助患者。肯定自己所做的每一个医疗活动，每一次救援，每一个动作都有价值。告诉自己，患者的等待是必须的，你没有办法用一个动作，或一次照顾关照到所有的患者。"我们不是神"，疫情的蔓延，患者的增多并不是你的错。

3. 关照自己，用"六位一体"减压，以便持续保持战斗力

"六位一体"主要包括社会支持系统层面、身体层面、认知层面、情绪层面、行为层面和关系层面。

（1）社会支持系统是保障

1）单位方面，提供必要的医疗与防护物资和"四热服务"

必要的医疗与防护物资是与病毒打仗的必备"兵器"，"四个热"服务是"粮草"。"热饭菜、热水澡、热被窝和热情感"这四热可以帮助一线人员更快地恢复精力。特别是热情感方面，要让奋战在抗疫一线人员感受到广大民众对他们的敬重和支持，为他们做好力所能及的后勤保障，让他们能够安心战斗在一线无后顾之忧。

2）个人方面，及时调整工作与生活

一是利用现有资源，主动规整工作与生活环境。使用身边现有可以利用的一切资源，比如花花草草、消毒剂瓶子等，尽可能把环境营造得比较温馨，比较舒服，有利于身心健康的迅速恢复。

二是利用着陆技术，增加对环境的感知。将我们的各种感官（视、听、味、触、嗅）与周围环境融为一体，把我们的注意力集中到当下，充分利用我们的感官，觉察我们周围环境中所有的物件，利用他们给我们带来踏实、活在当下的感觉。可以看看周围有什么？周围可能很多的东西，只需要利用视、听、味、触、嗅等感官，仔细体验到三件东西就够了。

（2）身体层面是基础

身心的和谐统一非常重要，当身体放松了，我们的心情也会随之放松下来。可以采用各种各样的方式，来达到放松身心的目的。

1）正念呼吸

找一个安静舒适的地方，端坐或仰卧。把注意力集中在自己的呼吸上，体会呼吸时鼻子的感觉、胸腔的感觉，体会吸气时空气从鼻腔经过气管进入胸腔的感觉。接下来进行几次腹式呼吸（用鼻子吸气，感受吸气时双肩轻微上抬、腹部向外鼓起的感觉，之后再慢慢用嘴巴呼气，感受呼气时双肩下沉、腹部内陷的感觉），在一吸一呼中，在心里默念"吸气……呼气……"慢慢地、深深地吸气与呼气，观察四周，说出5个你能看到，但是不会让你感觉困扰的东西；继续慢慢地、深深地吸气与呼气，说出5个你能听见的声音；再次慢慢地、深深地吸气与呼气，说出5个你能碰触到的东西；继续慢慢地、深深地吸气与呼气……你还可以进行"花瓣呼吸"：你可以想象你手中握有一只气球，每当吸气的时候，觉察手中气球在慢慢充气，你是双手随气球充气而逐渐张开；每当呼气的时候，手中气球在放气，你的双手随着气球放气而逐渐收紧，就这样双手随着呼吸而慢慢张开-收紧-张开-收紧，犹如花瓣打开-合上，反复多次，直至身心放松为止。

2）抚摸身体与"蝴蝶拍"技术

抚摸身体可以放松身心，产生一种非常愉悦的舒服的感觉。把双手交叉放在胸前或者交叉抱着双肩或双臂，然后双手交替地轻轻地慢慢地拍打，左右交替拍打，或者同时轻轻拍打，每 4 ~ 12 轮是一组。在拍打的过程中，可以感受一下，拍打的时候慢慢地慢慢地拍打所带来的感觉，也可以一边慢慢拍打一边想象，想象一个比较舒服的画面，想着一个爱你的人，或者想象一个非常舒适的场景，越是带着这样的想象进行缓慢拍打，给我们带来的体验就越好。

3）身体扫描

可以在网络上搜索一些身体扫描引导音频，在音频的指导下进行。在身体扫描中，你可能会注意到一系列身体感受：痒、疼、瘙痒、痛，轻盈、沉重、温暖、寒冷或者更多的其他感受，有些感觉可能会伴随着想法和情绪。当扫描身体时，要注意身体的感觉和可能出现的任何想法或情绪。扫描身体时，可能会意识到紧张或紧绷的区域。如果你能允许他们变放松，那就让它发生，如果你不能，就让这种感觉自然发生，让这种感觉自然地流动，去到他们想去的方向。

（3）认知层面是核心

《庄子·山木》篇里讲了一个小故事：一个人在乘船渡河的时候，前面一只船正要撞过来。这个人喊了好几声没有人回应，于是破口大骂前面开船的人不长眼。结果撞上来的竟是一只空船，于是刚才怒气冲冲的人，一下子怒火就消失得无影无踪了。其实你会发现，生气与不生气，取决于撞来的船上有没有人！有时候，你生气仅仅是因为你觉得对方"竟然这样""竟然有这样的人"，而非仅仅是那个人对你造成的伤害。情绪ABC理论认为影响我们情绪反应（C）的并不是事情本身（A），而是我们对事情的看法（B）。

"塞翁失马，焉知非福"，任何事情都是一分为二的，危机一方面是危险，另一方面是机遇。不是发生的事件给了你喜怒哀乐，而是你对待事件的想法和态度决定了你的情绪和感受。要牢记：想法只是想法，想法不是事实。

（4）行为层面是抓手

我们可以通过改变行为从而改变想法和情绪。

1）正念优雅喝水

在连续工作一段时间后，当我们可以放下手边的工作时，允许自己享有几分钟优雅喝水的时光。首先，轻松坐下，以舒适的姿势坐着，轻闭双眼，回到身体，回到呼吸，自然放松地呼吸一会儿。接下来，换挡。请拿起一杯水，感受握着水杯的感觉。杯子是热热的还是凉凉的，硬硬的还是软软的，是稳，是沉，还是别的感觉？感受每根手指头跟杯子碰触的感觉，让这种感觉轻松逗留在手上一会儿。请轻轻打开杯盖，将杯口置于颌下，轻轻摇晃一下水杯（扑面而来的水汽蕴溢在面颊），感觉一下脸部皮肤是否不再紧绷，毛孔扩张，温润如玉……此时，有怎样的气息浮入，沁入心脾？清新，甘甜还是芬芳……然后，慢慢喝水。接着，请轻抿一小口水，去体味下唇触及杯口的感觉，去感觉一下水的温度，品尝一下水的味道。请试着含一口水，是否有干涸大地瞬间吸干的感觉？是否像燥热的沙漠久逢甘露一般？或者你还有别的感受？请慢慢喝一口水，试着感受水慢慢流入食道的过程，看看它流到哪里就感觉不到了，如果抵达到胃部，有没有暖暖的感觉？喝一口水后请放松地呼吸两次，舒缓一下身心，请你根据现在的时间和需求决定要喝几次水，慢慢地喝……缓缓地呼吸。最后，自我观照。如果你喝完水了，请盖上杯盖，放下杯子，闭上眼睛，想象自己像一棵植物吸收水分之后很舒适的感觉，也可以想象水流入全身的细胞，滋润身心的感觉，扫描一下全身，如果发现哪一个部位比较紧绷，就拍拍它，或者捏捏它，照顾自己一下。当感觉自己可以放慢／放松／放下了，就请睁开眼睛，悠然、清新地返回现实当中，感受全然身心放松的感觉。

2）正念伸展

请你从身体两侧慢慢抬举双臂，双臂一直不停地缓慢往上抬举，直到双手举到头顶的时候十指相扣，保持一会儿，然后再慢慢地放下，回到身体两侧，重复多次，体会双臂在伸展过程中的感受。

3）正念行走

可以把双脚放在地板上，先体验双脚踏在地板上的感觉，接下来先抬起左脚不要放下，去体验右脚支撑地面的感觉，接下来再把左脚放下，去体验左脚跟地面接触的感觉；然后抬起右脚，体验左脚支撑地面的感觉，然后放下右脚。不断重复进行，感受行走过程中双脚的交替移动及变化。

4）写感恩日记

感谢我们身边的人以及点点滴滴对于我们好的人，每天在心中细数三件好事。比如，同事的一声问候，或者是家人的一些关爱，等等。我们每天把这些点点滴滴的好意写下来或者在心中回忆一遍，这种积极的体验对于我们的身心调节也是非常重要的。

5）室内运动

太极拳、仰卧起坐、正念瑜伽、手指操、颈部运动操以及八段锦。做一些简单的室内运动，这些都有助于我们身体的放松和身体状态的恢复。

（5）情绪层面是关注点

关于负性情绪，有时我们越想不去想它，很可能它会更困扰我们。允许自己有一些负性的情绪，并将之表达和宣泄出来。

1）适当表达

对于出现的负性情绪，最好的办法是，有情绪的时候首先我们去觉察它，此时此刻我现在是焦虑吗？担忧吗？接下来我们就去命名情绪。命名之后我们尝试去接纳这个情绪，此时此刻我担忧了，或者是我烦恼了，暂时放下这个情绪。然后接下来我们继续表达，继续接纳，然后放下。

2）正念 STOP 技术

当我们感觉到焦虑、心烦意乱时，尝试让自己稍微暂停一下，深呼吸几次，觉察内在心理活动（包括情绪、想法和感受），与自己的身心体验建立连接，然后继续做事。首先停止即刻反应（Stop），然后做三次深呼吸（Take a deep breath），让自己延迟至少6秒钟，然后退后一步，慢慢想想，观察一下内心（Observe），想一想冲动之后的结果，想一想自己为何这么焦虑或愤怒，觉察一下自己的身心状态，最后选择理性的有用有效的双赢行为（Proceed），这样一来，我们的选择可能就会完全不一样，我们的选择会变得更理性、更稳定、更有智慧。

（6）关系层面是力量持续的源泉

1）求助于内

我们自己的内在资源对于支撑我们渡过难关是非常之重要的。好多时候可能我们把它忘掉了，遇到问题、遇到困难的时候可以想一想，问自己三个问题：

以往有没有碰过类似的困难？碰到类似的困难以前是如何去应对的？这样的一些应对方法、一些策略可以用到现在的情境上吗？可以搜索相应的催眠课程如《内在生命力》，在其音频指导下进行练习。

2）求助于外

增加同事间的联结，同事间相互支持，如组建巴林特小组，适时地将你的感觉和经验与同事讨论和分享（如果可能，每天找一段时间，医护人员一起分享自己的情绪）；增加社会连接，通过视频或电话的方式与家人和朋友保持联系，巩固和完善自身的社会支持系统。

66 今天，你有什么情绪？

突如其来的"新冠肺炎"，打破了我们开年的计划，一切来得那么猝不及防。当一直渴望能轻松地工作变成了现实，但我们却高兴不起来了。伴随我们的就是"洗手""戴口罩""自我隔离"。于是，我们就这样名正言顺地禁足在家，为国贡献。

我们不妨利用这段时间，了解一下自己，认识一下情绪。情绪是我们人类生命活动中非常重要一部分，它存在着，却让我们看不见、摸不着，像风一样，说

203

来就来，说走就走。有时候为我们带来意料之外的惊喜，有时候又给我们留下冲动之后的懊悔。认识情绪，管理情绪，能够让我们在"禁足"期间，平和地度过，"解禁"之后，更好地工作。

1. 认识情绪

情绪是一种状态，是人与外界接触、相会而产生的一种心理状态和感受。情绪的内涵非常丰富，也可以从情绪的外显状态推测人的内在状态。随着生活事件不同，人每天所经历的情绪经验也随之浮动，所以，情绪的种类可说是千变万化。

我们在繁忙的生活中，总是在时间压迫下无暇思考、匆忙往前赶，感官常被泛滥的资讯及花花世界所吸引，我们很少能有时间静下心，去注意倾听身体所发出的内在感受，也常压抑了这些感受，忽略了很多让情绪有表达的出口。久而久之，我们对自己情绪的辨识力迟钝了，最后似乎只剩下分辨正性情绪与负性情绪的粗糙感受。我们的情绪是有能量的，有正能量，还有负能量。

2. 情绪能量层级理论

美国心理学家大卫·霍金斯有一个著名的能量层级理论，他把意识的能量层级分为正和负两个部分。以勇气为分割线（勇气有好有坏，为中性，所以为正负的分界点），给予它 200 分的值。勇气往上是淡定、主动、宽容、明智、爱、喜悦、平和以及最高的开悟，能够达到 700 ～ 1000 分；而勇气往下是骄傲、愤怒、欲望、恐惧、悲伤、冷淡、内疚以及最低的羞愧。

负向能量的情绪，会有损人的身心健康，最负能量的"羞愧"则严重摧残身心健康。而如果总是处于负能量的状态，可能关注的新闻、事件，也都是负能量的，让人负能量的层级增加；而如果是处于正能量的状态，则会更加关注正能量，让整个人充满阳光！

面对现在流行的新型冠状病毒肺炎，如果因为对疾病的恐惧而处于恐惧，因亲人朋友去世而处于悲伤当中，或因什么事情而心怀内疚、羞愧，则会因为这些负向能量的情绪，让我们的免疫力下降，增加被感染的机会；如果管理好了情绪，让我们能够从心理上，以勇气、淡定、主动、明智、平和的心态去应对疫情、应对疾病，从身体上，我们就能以更好的状态去处理困境，而从理性上，我们也能以更加清晰的头脑去分析、思考、解决。

3. 当下情绪

你当下有什么情绪呢？你可以记下来，再往前、往后的，审视一下自己的情绪：什么事情，引发了你这样的情绪？你对发生的这件事情，有什么样的看法？其实，是这种看法引发了自己的情绪。当你有这种不好的情绪的时候，会有什么样的行为？这种行为产生了什么样的不良后果？为你带来了什么困扰和影响？而如果换一种角度去看待发生的这件事情，能不能有其他的看法？有没有新的情绪产生？在这种视角下，你会改变成什么样的行为模式去处理、去应对？新的行为模式会为你带来什么样不同的结果？

比如，当我们面对新型冠状病毒肺炎，我们会产生恐惧，原因是让我们联想到了 2003 年 SARS 的肆虐，夺去了一些人的生命、而很多患者用了大量激素治疗后引发了股骨头坏死。所以，我们恐惧的，是疾病，是死亡。当我们认识了我们的恐惧情绪，放下它，再来理性地审视新型冠状病毒，发现尽管它传染性很强，但是造成疾病的致死率并没有 SARS 那么高。截止到现在，有很多痊愈出院的患者。党中央、国务院和各级政府，都给予本次肺炎暴发高度的重视，全国各地最好的呼吸科专家、重症疾病专家都逆行而上，为抗击疾病，放弃与家人团聚、夜以继日地奋战在抗疫前线，让我们从中看到了希望、感受到温暖与关爱。

情绪就成为认识自我、探索自我、寻找根源很好的管道与媒介。

今天，你有什么情绪？

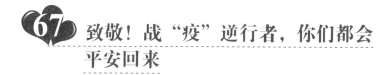

67 致敬！战"疫"逆行者，你们都会平安回来

疫情就是命令。从除夕夜第一次在微信群里看到战友集结出征的视频，我的心就一直跟随着行动而一次次起伏跳动。

二十多天过去了，第二批，第三批……一批又一批，集结出征仍在继续，逆行驰援没有停止。每天看着电视画面，听着新闻联播，我有那么多的感触、感动，有那么多的心里话想要讲给你们听，尽管我们素昧平生，但因为你们的勇敢逆行，你们早已是全国人民心目中的亲人。

我想说：心疼你们！

大年三十，万家团圆，那时人们大多还沉浸在喜庆欢乐的气氛之中。当我们吃着年夜饭，看着春节联欢晚会的时候，接到紧急命令的你们，却要迅速收拾行装，奔赴没有硝烟却危机四伏的战场。

记得那个画面，身穿红衣的小女孩，紧紧搂着一身迷彩服装、头发似乎还湿着的妈妈，难舍难分。

春节期间，响应国家号召，全国人民居家隔离，接着是延长假期，接着是错峰上班、复工，许多机构和公司，都是把电脑分发回家办公。家，是最安全、最安逸的地方。而你们，却在战场，在与疫情决战，家不能回，没有床可以睡。

转发过那张照片，八九个医护人员，身穿隔离衣，顺着墙根，席地而卧。平时最讲"卫生"的你们，此刻已顾不了那么多……

那汗水浸湿的衣背，那压痕累累的面孔，那剃光了的头，那洗裂了的手……一幕又一幕，一个又一个，让我们感动，让我们泪目，真的好心疼你们无言的付出。

我想说：仰慕你们！

不难想象，选拔到抗疫一线去的人员，是忠诚、勇敢、知识、技能、身心健康、担当、信任这一群优秀者中的代表，在你们身上得到具体的体现。我，羡慕你们，具备着这些具备优秀品质和专业特长，报效祖国，恰当其用的热血儿女。

无论是作为医者的救死扶伤，还是作为军人的保家卫国，双重职责身份，我眼看着一队队的医务人员开赴一线，总是热血沸腾，恨不得自己也能成为其中一员。所以，仰慕你们。在你们的履历"执行重大任务"一栏会留下难忘的一笔。正如笔者的一位老师，当年作为心理专家救援汶川地震，他因被选去深感自豪和光荣，运用心理学知识和技能，为灾区人民心理重建做出了重大贡献，并荣立一等功，同样让笔者仰慕、钦佩至今。

我想说：敬重你们！

苟利国家生死以，岂因祸福趋避之。逆行的你们，有着太多感人的故事。你们有的瞒着家人偷偷报名，有的夫妻双双冲锋陷阵，你们每个人都克服了个人和家庭方方面面的困难，义无反顾，全力以赴。你们为了节省时间也节省防护服，每天都是四五个甚至七八个小时不吃不喝，带着成人尿不湿连续工作，与病毒作战，和死神抢人。

对你们的敬重，国家卫生健康委医政医管局监察专员郭燕红在国务院联防联控机制新闻发布会上答记者问时所讲的话，就是我们的心声：你们用自身的行动，践行了敬佑生命、救死扶伤、甘于奉献、大爱无疆的崇高精神，你们是新时代最可爱的人，是中国的英雄，也是世界的英雄！

我想说：祝福你们！

中医讲，正气存内，邪不可干。

心理学研究证明，愉快的情绪可以提升个人（个体）免疫力。同时，积极的心理暗示，也就是坚定的信念，强烈的愿望，可以激发一个人的智慧能量，让人变得强大起来，甚至可以强大到不可思议、超乎寻常。

因此，亲爱的朋友，可敬的同行姐妹弟兄，请你们一定要注意休息，强壮自己，坚定必胜信心，团结起来去夺取战"疫"成功。

祝福你们，早日凯旋，平安归来！

你们胜利归来时，就是举国欢庆日！

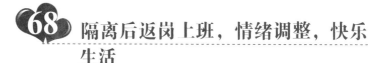

68 隔离后返岗上班，情绪调整，快乐生活

"几天前，我隔离结束回来上班，发现同事们不像以往那样亲近和热情，有一种被孤立的感觉，心理特别不舒服，情绪也很焦虑，我应该怎么办呀？"听着小吴的诉说，我感受到了他的苦恼。疫情期间，笔者接到了好多类似的求助热线，有些隔离对象（包括疑似对象、密切接触者等）隔离结束后回归正常生活或者返回工作岗位，都会遇到这类问题，他们非常苦恼和困惑。那么我们如何调节情绪，拨开心霾、快乐生活呢？

1. 负性情绪的来源

其实每一种情绪都是有其来源的，我们不可能无缘无故地开心，也不可能无缘无故地沮丧。在疫情防控期间，因为工作和生活增加了许多限制和约束，人们感觉不习惯、不适应。随着时间的增加，负能量不断积累，人的不良情绪就会暴发。一个人最初级的错误处理方式就是迁怒，也就是'踢猫效应'。情绪的主人没有办法判断情绪的来源，自身又无法处理情绪，于是最简单的方式就是发泄给身边的人。比如对周边人的不满、抱怨、怀疑，甚至产生敌意，使自己陷入苦恼的境地。

2. **辨别与处理负性情绪**

面对这种情况，我们可以对自己情绪做辨别练习。负性情绪的确很可怕，像怪兽一样，但是这个怪兽有个弱点，只要你能够清楚地判定它、辨别它，找到它并且知道它的来龙去脉，它的能量会自然衰弱，你就能找到化解负性情绪的方法。辨别负性情绪有以三个方面。

一要自我判断。自己是否处于孤立、焦虑、悲伤、难过的情绪状态中。二要找到情绪源头。是通过听到他人说的某句话，还是有某事被某人拒绝，还是自己看到了什么？遇到了什么？三要接受自我情绪，允许自己生气，允许自己苦恼，允许自己嫉妒，然后完全沉浸在这样的情绪里，自己一个人独处一会儿，等情绪的暴风雨过去了，你才能看到脚下的路。在与自己情绪独处的时间里，最好不要牵涉他人，毕竟这情绪是你自己的产物，如果同事参与其中，那么你也需要等情绪稍微缓和，才可以将对方温和地引入。你的同事也许会帮助你做情绪转化，或者让你的情绪恢复到正面。但是，切忌依赖对方，让对方每一次都为你的情绪买单。

3. 处理负性情绪之后的心理建设

情绪经过梳理你会发现，它的背后往往是与人类最深层次的需求联系在一起。"渴望被爱，渴望得到认同与尊重。"当你去除情绪的外衣，回归内心深处的需求时，你就会看到哪些情绪对你有帮助，哪些情绪则与你的需求南辕北辙。你可以去掉那些多余的情绪，那些会把事情弄糟糕了的情绪，那些伤害他人的情绪，只留下自己真正的情绪。并且你要单纯地与自己的情绪"战斗"，与自己的情绪和解。

那么，我们如何加强自己的心理建设呢？

（1）不是所有的焦虑感都有害。有些焦虑能增加我们行动的能量，是"有用的焦虑"，有些焦虑是对未发生的事情过分担心，是"无用的焦虑"。无用的焦虑会影响我们正常的生活和工作，我们需要管理和消除它。

（2）了解无用焦虑产生的原因。①自我标准过高，担心达不到预期。比如："一定要别人理解和热情待我"；②低估自己的能力，害怕完不成任务，比如："我控制不了自己的情绪"。

（3）掌握循序渐进地放松方法。分别有初级方法、中级方法和高级方法可供选择。

【初级方法】被动放松。想象一个让你感到舒适的空间，比如暖暖的海滩上、春天的森林里……集中注意力，让自己身临其境。起初，你会感受到肌肉在放松；慢慢你的精神也会集中到所想象的场景中，不再去想未来。

【中级方法】主动放松。通过对身体肌肉的"紧张 - 放松"练习，获得对当下的掌控感。先将手握成一个拳头，感受手部肌肉的紧绷感。然后慢慢松开，体验肌肉放松、血液回流的感觉。手部练习后，再进行脸部、颈部的肌肉练习，最后尝试深呼吸。通过掌控自己的身体，一方面消除焦虑的不良反应，另一方面能重获掌控感。

在做放松练习时，要注意：关注当下的心理状态和感受，但不要做评价。比如，可以体会"我现在是悲伤的"，但一定不要说"我很悲伤，这样不好"。接纳自己的感受，随海浪起伏，而不是试图让大海平静。

【高级方法】认识并改掉三种常见的非理性反应方式：①绝对化，如"我必须被所有人理解"；②非黑即白，比如"如果不被理解，他们就不是善良的人"；③糟糕之极，比如"我是一个没有用的人"。学会放下非理性的想法，接纳自己的不完美。

（4）做适当地运动。美国心理学家马尔曼研究发现，人们在运动后，焦虑、抑郁的水平显著下降，而愉快程度则会显著升高，运动会促进人体内分泌的变化，大脑在运动后会产生"内啡肽"，而人情绪的好坏和"内啡肽"的多少至关重要。

（5）建立社会支持系统。在非常时期，要相信单位领导与各基层组织的作用，当心情不好的时候，找他们诉说，千万不要积累负性情绪。积极参加单位组织的各项活动，在活动中链接同事之间的情感。保持情绪稳定，提高自身的免疫力。

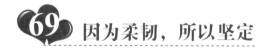

69 因为柔韧，所以坚定

——战"疫"尚且未休，心理弹性更需重视

人生万事无不有，常常会有意外。谁也未曾料到，一座空城，刻在了庚子之春的记忆中，成了时代的见证。

突降的危难，把每个人都卷入其中。白衣战士在一线夜以继日，救护紧张进行，而对于未感染的普通人来说，规律的日常生活节奏也被打乱。在非正常的状态里，过着有些陌生却也井然有序的日子。面对危难，轰轰烈烈的英雄行为值得敬佩。

1. 疫情中依旧有慰藉与温暖

每一个微小个体的坚持与乐观，都给我们带来慰藉与温暖：恪尽职守的警卫人员，马不停蹄的外卖小哥，风雨无阻的快递师傅，辛苦劳作的环卫工人……为了照顾更多人的安全，他们冒着更大的风险，维持着城市生活的基本运转。空城之中，是我们普通人在力所能及的范围里，选择的一种守护方式，其中有恐惧，有不安，也有忍耐，更多的是人性在共度难关时闪耀的柔韧与坚定。

2. 需要一种能力，叫"心理弹性"

小说《永别了，武器》中有这样一句话："世界要征服每个人，然而有些人却在被征服的地方变得坚强"。也就是说，在面对灾难、战争、瘟疫、贫穷等不利条件时，有些人是能够成功应对的。例如曾经遭受"9·11"恐怖袭击之后的纽约人，经历"SARS"疫情的北京人，受到"5·12"地震创伤的汶川人……心理学家认为，从逆境中反弹绝不只是少数人才拥有的禀赋，而是一种比较普遍的能力，大多数人都会出现应激反应，产生失眠、噩梦、抑郁等现象，但终究会慢慢从创伤中恢复。这就好像被外力挤压变形的弹力球，压力消除之后还能恢复原状，这种能力被称为"心理弹性"。

3. 什么是心理弹性

什么是"心理弹性"？对此，国内外研究者们的定义各有偏重，大致可以归为三类：

一是结果性定义，着重从个体发展的积极结果上来定义心理弹性。即心理弹性是在严重威胁下，个体仍能产生适应较好或发展顺利结果的一类现象。

二是能力性定义，将心理弹性看作是个体的一种能力或品质，是个体所具有的特征。即心理弹性是个体从消极经历中恢复过来，并且灵活地适应外界多变环境的能力。

三是过程性定义，就是将心理弹性定义为个体一种动态的变化过程。比如心理弹性是个体面对生活逆境、创伤或其他生活重大压力时的良好适应过程，它意味着个体从困难经历中恢复过来的过程。

4. 缺乏心理弹性难以应对疫情

我们在网络信息上看到很多人不戴口罩，与防疫人员发生纠纷甚至暴力事件，暂且不去追究事情的来龙去脉，除了个人的文化水平、综合素质等因素外，从心理学的层面来看，他（她）缺乏心理弹性，自我防御的失败使他们既不能控制自己，也不能相信他人，对于焦虑和糟糕体验防卫过当，做出过激行为，乃至引发心理崩溃等躯体问题。

所以说，心理弹性是我们在挫折中复原的能力。

有意识地调节心理感受的能力越强，在巨大的现实压力下和面临危险时，也能防止恶劣的情绪体验，并保持基本的理性，是心理弹性好的表现；而个体越是受制于过去经验的影响，僵化地使用某些早年的防御机制，失去了与现实的联结，越是会有心理弹性不足的表现。

5. 通过训练提升心理弹性

心理弹性如此重要，如何来提升呢？其实，就像训练肌肉一样，就像特种兵由于受到特别的训练，才更加果敢，能够应对各种复杂环境一样，心理弹性也是可以进行训练，不断提升的。首先，个体要正视压力，调整自己的认知；其次，是个体有意识地训练自己的大脑，提升注意力和幸福感；再次，也是最重要的一点，是个体在面对重压时，不必硬抗。高压锅不会爆炸的原因是及时认识到自己内部压力过大，然后懂得放气。所以，个体有意识地让自己学习和掌握一些情绪释放的小技巧，比如运动、冥想、呐喊……让自己的情绪在小小的"崩溃中"中释放出来，保持心理弹性，适应性会更强。老子《道德经》中："刚不可久，绵绵若存"，正是此意。

柔韧才能坚定。战"疫"尚未休，病毒尚未灭，空城却再次喧闹起来，在此倡导，请继续保持高度警惕与防范，莫让空城之伤不断重复。保持好心理弹性，才更能感知和珍惜看似普通,却来之不易的日常幸福。

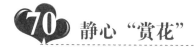 静心"赏花"

最近从武汉抗疫一线发来信息:"我们女医务工作者走到哪里都是美丽的花。冬将尽,春即来。我们的到来,武汉的春天树更绿,花更艳。"2020 年的春天来了,我们盼望疫情早日结束,铿锵玫瑰们凯旋。

借着春天的话题,请大家和我们一起踏青赏花吧!我们来说说"赏花"技术。"赏花"技术是利用放松想象的方式进行自我内观,通过观察提高肌体疲劳的预警模式。用放松和冥想的方式对自己的内在进行调整首先,让心情平静下来归于当下,其次让身体代谢循环起来达到平衡,这样我们就会减轻疲劳、削弱焦虑、释放压力、改善睡眠。这个技术特别适合执行重大任务的女性朋友,因为生活环境的改变、执行任务的紧急、肩负责任的重大,她们会出现情绪急躁、心情焦虑、睡眠障碍等状况。我们用"赏花"技术来调整这些症状,不但方法快速简捷,而且效果也明显。

朋友们现在和我们一起进入"赏花"的美妙世界吧!

当你卸下一天的疲劳准备睡觉的时候,建议你找一个放松的姿态，慢慢躺下、舒展眉头、牙齿微张、将两手心向上、手指松开平放在身体的两侧、调整呼吸，放松下来。请你想象一下当下的感觉，像一朵花会是一朵什么样的花？慢慢地集中自己的注意力，发挥自己的想象，也许这朵花颜色并不艳丽，形态也没那么完美；也许你见过，也许你没有见过，但是它并不陌生，这朵花自然地呈现出来，而且越来越清晰。

请慢慢地欣赏这朵花，你可以清晰地看到它，看到它的枝叶、花瓣、花蕊，不论它是什么样子，都请你允许它用自己的方式存在。

你可以用眼睛欣赏并仔细地观察，看一看花瓣的色彩和形态，你可以用鼻子去闻它，慢慢地享用它的芳香。

此时你赏花的心情是什么样的？请用最多的词语把它表达出来并说给自己听，是否有平静、安宁、幸福、美好……

当你欣赏并关注它的时候，花是否和你有同样的感受，它是如何表达的？请你接受这种回应，开心、微微摆动、微笑、盛开、鲜艳、幸福……

带着这种心情抬头看，天空是什么颜色？现在是什么季节？自己穿的什么衣服？当下的你多大年龄？你的心情怎样？请用最多的语言把它表达出来，说给自己听，是否有年轻、成熟、舒适、凉爽、宁静、放松、享受、等待……

在花的附近会有水源，请你仔细寻找一下，也许在远方，也许就在眼前。请你找到有水的地方，拿着水桶去取水。当你取水的时候感受一下自己的脚步，是快是慢，心情是怎样的？请用最多的词语把它表达出来，说给自己听，是否有快乐、轻松、自由、释放、打破、凉爽、快乐、年轻……

你提着水桶缓缓地把水浇灌到花的根茎处，水不多也不少，正好满足它的需求，水浸润着泥土，花的枝叶微微颤动。你调整呼吸，一呼一吸都会帮助花朵的根茎吸收大地的精华，都会帮助它成长。

抬头赏花你看到了什么？在你的滋养下它发生了什么样的变化？枝叶、花瓣、花心……，请慢慢地观察。

你的情绪又是怎样的？请用最多的词语把它表达出来，说给自己听，是否有感恩、感谢、微风、温暖、平静、安宁、幸福、成长、变化、力量……

请记住这些感受并记住它成长的样子，它会在你的呵护下健康、快乐、幸福地成长。

伴着赏花的过程，放松、舒适、安宁的感觉让你慢慢地进入睡眠状态，这样的睡眠可以帮助你卸下所有的劳累、理清思路、增加体内氧气含量。明天醒来你会卸去一身疲劳，轻松工作，你的内心会像盛开的花朵，充满生机，充满动力，满满的幸福感由内而生。

你会会心地一笑，和幸福一起投入繁忙的工作，有它的陪伴，你不再紧张、疲劳、焦虑，它会给你带来无限的甜蜜和快乐。

 一位抗疫女军人的故事

苏联有位作家曾说"战争，让女人走开"，获得了相当一些人的认同。他们认为战争是血与火的碰撞，女性生理上比较柔弱、心理上也非常感性，经受不住战争的惨烈，也缺乏必须打赢战争的手段。可是中国女军人一直很刚，无论是古代历史上驰骋疆场、战功赫赫的女英雄；或是抗日战场上歼灭残敌、清剿土匪的战地玫瑰；还是近些年来小汤山抗击 SARS、汶川抗震救灾……凡是最危险的地方，群众最需要的地方，中国军人如天兵天将般到达的地方，女军人都书写着巾帼不让须眉的豪情。

我要讲述的这位抗疫女军人的故事，任心肠再硬的人都为之动容。但是独自默默承担下来，并把那些痛与疼深埋心底的这位铁血女军人，她一再叮嘱，不让我告诉任何人她的事。我带着崇敬与悲伤答应了她，所以我不能透露她的个人信息，但是我想把她的故事讲出来。

　　她是一位感染科的护士长，军龄十几年了，在工作上是科室的骨干，家庭也很幸福。经人介绍与地方一位公务员结婚，有了一个 6 岁的儿子，2020 年对她的家庭而言，就是想再要一个孩子，所以她一直备孕。疫情发生后，她没和丈夫说就递交了请战书，迅速打起背包随单位的医护人员集结到了武汉。我问她当时是怎么想的？她说，啥都没有来得及想，就觉得自己干传染科的，是防控疫情任务最需要的人，当然要上。国家遭了这么大的难，保卫国家和人民安全是军人的职责使命。

　　到武汉后，展开工作的第一天她就感受到了巨大压力。她说自己并不在乎居住环境的简陋、办公环境的拥挤、饭菜的味道，但是收治传染疾病条件不足的医疗环境、短缺的防护服以及不足的检测试剂和药品让她忧心，就像上战场的士兵，缺衣少粮缺弹药还要打一场硬仗。凭着职业敏感，她作为业务主力给年轻的护士做了培训，让大家一定要做好个人防护。在传染病房上下班，洗手、穿脱防护服、穿脱面罩和帽子，前后下来要花上三个小时，忙了一整天已经很累了，但是离开病房前要排队等洗消。面对传染率高和有一定致死率的传染病，谁都不敢马虎。为了能多穿一会儿防护服、多抢救几个患者，所有医护人员一整天用的都是"尿不湿"，男军人也不例外。穿上几层衣服再穿上连体防护服，罩上护目镜，穿两层鞋套最外面再穿一个到膝的长鞋套，即使手套也要戴两双，所以穿戴整齐后很闷，不一会儿就出汗，这一整天的防护服穿在身，都记不清汗水湿了又干，干了再湿有多少回。重症监护室里的护士全都是女汉子，穿着厚重的防护服工作时间长不说，急救时拉着几十斤重的氧气罐健步如飞。护理工作需要很大的耐心、细心和爱心。在没有患者家属和护工的隔离病房，她带队的姐妹们忠于职守、尽我所能什么都得干，给患者喂饭、吸痰、拍背、翻身，打扫卫生，还要开导患者情绪，有些患者觉得自己是害虫的自责负罪感很强，总在寻觅机会自杀，她们的工作量比平时大太多了。

月经没有来的几天，她以为是环境变化、工作紧张延迟了，慢慢地她觉察到了身体的一些变化，凭着经验她预感到自己怀孕了，但是根本没有条件去买孕棒做测试。她没有告诉丈夫，没有告诉战友。我问她为什么不说？她说大家都忙着治病救人，自己的事是很小的事，不值一提，也怕别人担心。有一天她腹胀、撕裂样的腹痛，她感觉很不妙，担心自己会不会流产，但是那天收了差不多有 50 个患者，做各种分流每个人都非常忙，还有同事晕倒，她也感觉头昏脑涨、喘不上气来、浑身虚脱，她感觉到了身体在流血，但是没办法去管，只要意识还清醒，还有一点力气，她就无法停下工作。有战友看到她穿着带血的衣服穿梭在病房，以为她来月经了，很关切地提醒她累的话就靠墙站会儿。我问她"流产的事为什么不跟别人说？"她说，每一个人都非常拼，没有办法说，说了也没有用，徒增担忧。上班时间根本没空想别的，忙一天下来累的只想睡，什么都想不起来。女人天生爱美，也最爱干净整洁。然而使命在身时，哪里还有什么女人，瞬间都成了超人，成了战神。她的那些姐妹们，为了减少感染机会，毅然剃成光头；为了上一线，有的就像她一样瞒着家人到武汉，有的提前给孩子断奶，有的推迟婚期、有的带病坚持工作……每个人脸上一道道深深的勒痕，见证着她们像铁人一样不分昼夜地工作，有的女孩脸上皮肤都破了。

她跟我说，这是她第一次想到了死，感觉到死亡离自己可能很近了。抗疫防控阻击战越打越激烈，医护人员忙着救治患者忘了自己和家人，人员紧缺，根本无法进行轮岗。她流产后身体非常虚弱，她开始担心自己免疫力降低加上不能强制休息，不知哪一天就可能被感染。她想到了愈后身体有残疾的SARS患者，她开始想自己也许被感染后能被战友救治下来，但身体不行了；她想到了血战沙场，自己没有遗憾也是含笑而去的，但是一想到儿子心里很疼，想到父母和丈夫觉得不舍。有时还会想象补开追悼会时，自己身披国旗或军旗，来的都有哪些亲朋好友。她无数次在心里，用老一辈军人浴血奋战，留在身体上的弹片和伤疤都是荣誉的那些故事，给予自己强大的心理能量。她这次真的是做到了"全心全意为人民服务"，不想自己的任何事。来到武汉以后，她深刻明白自己先是军人，其次是女军人，最后才是女人。

突如其来的"新冠肺炎"疫情从武汉肆虐席卷整个华夏时，在这场没有硝烟的战斗中，女军人纷纷冲上了武汉一线，这是历史上，中国女军人上战场人数比例最高的一次。在我写下这个英勇善战、顽强拼搏的女军人的故事时，铿锵玫瑰历经风霜雨雪，她仍奋战在武汉前线，履行着自己的使命。

军人这个职业承受着比普通人大很多的压力。穿上军装的那一天起，每个人把为国家献身的崇高荣誉看得比天还大，就做好了激情满满、斗志昂扬地为祖国和人民而战的心理准备。疫情就是命令，防控就是责任，在危急关头，不管是母亲、妻子还是女儿，即使是女军人也定有军人的样子，永远站在国家的最前面，坚定地守护家园。一封封签上名的请战书，都见证着她们争先恐后地冲锋陷阵保家卫国，报效祖国。

女人原本柔弱似水，只因为一身圣洁白衣，只因为使命责任，女军人就变成超能战士，一往无前，无所畏惧。然而她们承受着巨大的身心压力，一方面，持续高强度的工作、对传染病的恐惧担心，造成战斗人员免疫力下降，从而使她们更容易受到病毒攻击；另一方面，她们背井离乡牵挂家人、女性同理心强的特点，让她们面对死亡的患者和倒下的战友产生更强的精神压力，加上长时间的紧张工作，她们身心俱疲。

向坚毅勇敢、不怕牺牲、拼搏奋战的铁血女军人致敬！

72 写给居家隔离的自己的一封信

从除夕夜到今天为止，你已经整整一个月没有畅快地呼吸过清新空气了。每每想起原本习以为常的自由时，你会看看窗外的树，望着蓝蓝的天空。

战"疫"打响的那天，你刚刚带着儿子千里迢迢从南国来到北京，只为了与爱人团聚。而这场突如其来的疫情注定让这个春节有着不一样的味道，也让这段探亲之旅成了一段难得的人生经历。

从紧张警觉期的焦虑，到平缓适应期的接纳，再到如今，春节已渐渐远去，但防疫的战斗还在继续……你体会到了真正的危机，它的含义里有危险，同时，也蕴含着机会。这个机会，就是让心灵成长的机会。

自我觉察的好时机。平时，你总是忙于工作、家庭和各种日常琐事，却对自己的内心少有认真觉察。在封闭和隔离的这段日子里，可以好好地观察一下自我，就像刚出生的婴儿观察世界那样，看看情绪如何潮起潮落，只是纯粹地觉察它们。耐心地与当下的各种身心状况和平共处，慢下来，静下来，人生路上相伴相随。

修养身心的好机光。翻开早就想看的书，听喜欢的老师讲的微课，跟儿子学唱几首歌，开发了很多新菜式，解锁了几样新技能……这段时间，学习让你投入而专注，充实而愉悦，而一点点的进步更让你充满了动力和力量感。输出是最好的输入，把学到的知识加工成文字，与大家分享；与儿子相约跑步，享受着快乐的亲子互动，同时，用跑步与冥想开启动静结合的生活体验，提高身体免疫力，获得愉快、兴奋的体验，还能缓解紧张的情绪，深度放松身体。多想让时间慢一点，再慢一点，让你能和家人们多些陪伴。

表达感恩的好时刻。元宵节那天，你和儿子即将返程，一家三口围炉夜话，相互写了一封感恩信，并念给对方听。听信、读信时，一股股暖流涌上心头，听到丈夫说的抱歉和儿子对你的夸赞时，你的眼睛湿润了……繁忙的工作，快节奏的生活，让我们对拥有的一切都习以为常，很少有时间停下来，感恩大自然，感恩家人，感恩朋友，感恩生活。表达感恩是"你""我"

进行的一次对话，用心感受、真诚表达，让感恩可以成为一种生活习惯，去发现生活中处处弥漫着的幸福和温暖。

助人助己的好机会。"爱出者爱返，福往者福来"是你的个性签名。疫情发生后，你积极地投入抗疫心理服务当中，用自己的专业能力去帮助那些急需帮助的人。咫尺天涯，依然能感同身受；帮助远在千里的单位联系急缺物资；远程指导基层开展心理疏导工作。助人的时候，是你最开心，最有价值感的时刻。在给别人带去积极变化的同时，不知不觉中你自己也产生了积极的变化。你会发现，你的注意力从自己当前的烦恼转移到帮助别人解决困难上；同时，在帮助他人后，自身能力得到提升，自信心也会随之增强。希望每一天，善良的人都能被温柔相待。

人际链接的好机缘。想要明白充满积极情绪、快乐幸福的人究竟是什么样子？结论是拥有很好的人际关系。核心就是和他人之间的链接——"他人很重要"。在平时的人际交往中，你一直是一个被动、含蓄的人，总是将关注和牵挂放在心中。这段时间，当你主动拨通远方朋友的电话时，你的脸上总是挂着微笑，你们彼此诉说着思念，调动着心中的默契、热情，毫无保留、互相理解与互相扶持、互相启发，感受心理能量的流淌，在彼此的交流中相互滋养。

积极思考的好机遇。你在办公室的墙上挂了一幅《大学》，第一句话就是"大学之道，在明明德，在亲民，在止于至善"。"大学"是最大的学问，点亮内心本有的"明德"，发挥出来，是人生最重要的意义。当节奏慢下来时，静下心来思考一下自身的品格优势，好好地进行一下人生规划，利用优势把你想做的事情变成喜欢的事、擅长的事、热爱的事。

亲爱的自己，这段时间辛苦啦！感谢这段特殊而难忘的时光，丰富了我们的人生体验。也许，在未来的某一天，我们可以自豪地说，那场疫情，那段时光，我们经历过，成长过，胜利过！

再抬眼望望窗外，待到山花烂漫时，她在丛中笑！

参考文献

［1］Ketchesin Kyle D, Stinnett Gwen S, Seasholtz Audrey F, Corticotropin-releasing hormone-binding protein and stress: from invertebrates to humans ［J］. Stress, 2017, 20: 449-464.

［2］Krizanova O, Babula P, Pacak K, Stress, catecholaminergic system and cancer ［J］. Stress, 2016, 19: 419-428.

［3］张岭, 厉彦超, 张连城. 军事应激反应的测评及干预研究进展［J］. A Lig N, 2016(5): 439-441.

［4］宋华淼. 军人心理健康维护技术方法［M］. 北京: 清华大学出版社, 2019.

［5］Phillip L.Rice. 健康心理学［M］. 北京: 中国轻工出版社, 2000.

［6］Myer R. A., Williams R.C., Ottens A. J.at al.Three- dimensional crisis assessment model. Unpublished manuscript, Northern Illinois University, Department of Educational Psychology, counseling, and Special Education, Dekalb, Illinois.

〔7〕MYER, R. A, WILLIAMS, R.C, OTTENS, A. J, et al. A three–dimensional model for triage〔J〕. Journal of Mental Health Counseling, 1992, 14: 137–148.

〔8〕WATTERS, D. A study of the reliability of the Triage Severity Scale. Doctoral dissertation〔J〕. The University of Memphis, 1997,58–08A，3028.

〔9〕RICHARD K, JAMES BURL E, GILLILAND. 危机干预策略〔M〕.北京：高等教育出版社,2012.

〔10〕宋华淼.灾难心理救援〔M〕.沈阳：白山出版社,2014.

〔11〕Carkhuff. R. R, & Berenson, B. G. Beyond counseling and therapy（2nd ed.）New York：Holt，Rinehart & Winston.